实用中医

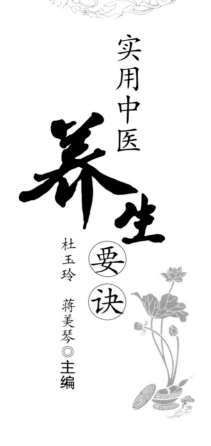

养生
要诀

杜玉玲 蒋美琴◎主编

中国中医药出版社
·北京·

图书在版编目（CIP）数据

实用中医养生要诀 / 杜玉玲，蒋美琴主编 .—北京：中国中医药出版社，2016.10

ISBN 978 – 7 – 5132 – 3288 – 3

Ⅰ . ①实… Ⅱ . ①杜… ②蒋… Ⅲ . ①养生（中医）—基本知识
Ⅳ . ① R212

中国版本图书馆 CIP 数据核字（2016）第 084786 号

中国中医药出版社出版

北京市朝阳区北三环东路 28 号易亨大厦 16 层
邮政编码　100013
传真　010 64405750
三河市双峰印刷装订有限公司印刷
各地新华书店经销

开本 710×1000　1/16　印张 10.5　彩插 0.5　字数 142 千字
2016 年 10 月第 1 版　2016 年 10 月第 1 次印刷
书号　ISBN 978 – 7 – 5132 – 3288 – 3

定价　29.00 元
网址　www.cptcm.com

社长热线　010 64405720
购书热线　010 64065415　010 64065413
微信服务号　zgzyycbs

书店网址　csln.net/qksd/
官方微博　http：//e.weibo.com/cptcm

淘宝天猫网址　http：//zgzyycbs.tmall.com

《实用中医养生要诀》编委会

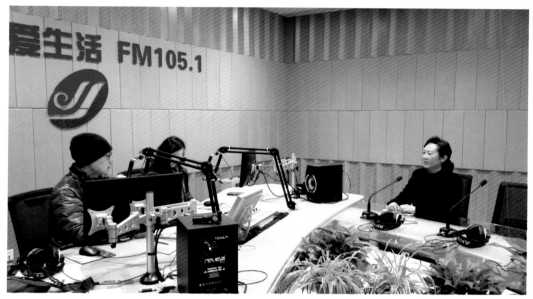

杜玉玲主任走进电台直播间，为广大听友解答中医养生问题

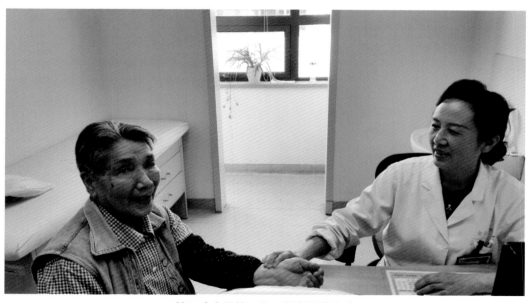

杜玉玲主任给一位90周岁阿婆诊脉

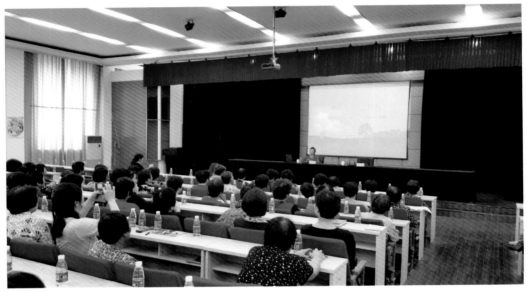

杜玉玲主任走进社区为百姓大众上中医养生课

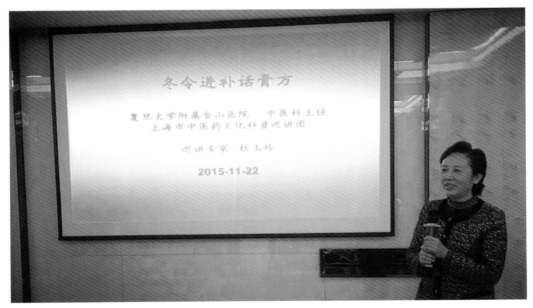

杜玉玲主任讲解中医膏方养生的知识

编写说明

随着时代的发展，社会的进步，以及我国经济的持续增长，人们的生活水平不断得到提高，"养生"的话题日益受到全社会的关注，尤其"中医养生"，更是倍受追捧。中医学——这个中华民族几千年来遗留下来的瑰宝，蕴含了无数宝贵的养生理念。纵观当今社会，看病难、看病贵已是不争的事实，国家提出了"要大力促进中医养生保健事业的发展"，以及"治未病，弘扬健康文化，倡导健康行为"等口号，这就更加凸显了中医养生的重要性。

多年来，我作为一名从事中医临床、教学及科研工作30余年的中医医师，无数次和同事们一起，担负起中医文化科普宣传的重任，从街头义诊、社区咨询、科普讲座，到老年大学授课及接受媒体采访等，并多次与健康财富周刊蒋美琴编辑倾力合作，撰写科普文章，深感中医文化科普宣传的重要性，同时也深切体会到了出版一本中医养生书籍的必要性。虽然现在市面上已有很多类似书籍，但本书侧重于知识性、趣味性和实用性，而且有别于其他同类科普书籍的是，本书从体质辨识方面入手，并结合自身多年的临床实践，深入浅出地详细介绍了有关中医养生保健的知识。我发自内心地愿将这些宝贵的经验奉献给大家，倘若能够给大众的健康养生事业带来些许益处，本人将感到由衷的欣慰！

在此，真诚地感谢所有为本书出版而付出辛勤努力的朋友们！

杜玉玲

2016 年 3 月于上海

目录
CONTENTS

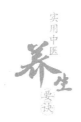

第一章

中医与养生

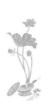

一、何为中医

中医，是研究人体生理、病理及疾病的诊断和防治等的一门学科。作为我国的传统医学，中医已经流传并发展了数千年，我们的医学先驱在不断的实践中，总结积淀出了一套独具特色的防病治病理论，至今仍然被广泛应用于临床及日常生活保健，指导着人们的健康事业，备受广大百姓喜爱。

二、中医的特色是什么

中医的特色有两大块，一是整体观念，二是辨证论治。所谓的整体观念就是把人体看成是一个不可分割的有机的统一整体，把人和自然界也看成是一个统一的整体，密不可分。辨证论治就是运用朴素的阴阳五行学说，以阴阳、表里、寒热、虚实、八纲辨证为主体，对病证进行分型论治。具体内容在后面的章节里会详细叙述。

三、养生的概念

养生，通俗地讲，就是颐养生命。对健康人来说，养生是为了保持身体健康，预防疾病发生。那么，对于现在越来越多的亚健康及慢性患者人群，养生就是为了防止疾病的发生，控制病情的进展，帮助疾病的康复。

其实，我们当中有很多人是生病了之后，才想到身体健康的重要性。这个时候损害往往已经造成，我们能做的也只能是尽量弥补或者阻止疾病对身体的进一步损害。所以，养生就是未雨绸缪，是指在没有生病之前就要有预防意识，在一些危险征兆的提示下提前预防，而不是亡羊补牢。

还有少数人群，得了病以后也没有积极治疗的意识。比如，我们不少人在体检中发现有脂肪肝或者高脂血症，但是由于身体不痛不痒，没有感到不舒服，很多人就不当回事。这也是不对的，因为这些都是一些大病的危险因素，可能不知不觉间就转变为肝硬化了，也说不定哪天突然心肌梗死了，或者突然中风瘫痪了，到时候就后悔莫及了。所以，一旦发现身体健康出了问题，或者有了疾病的苗头，就应该重视起来，积极诊治，将潜在的危险因素扼杀在萌芽状态，这也是养生的概念。

四、中医与养生的必然联系

生活中我们提起养生，人们总是会自然而然地想起"中医"二字，因为在我们很多人的心目中，中医总是教会我们很多保养的知识，并且使人长寿，这与中医的养生观密不可分。中医把人看成是天地之间的一种高级动物，认为人是一个有机的统一整体，人与大自然息息相关。中医的理论更符合养生的理念。与其他的中国传统文化一样，中医学深入中国老百姓的骨髓，就像中国人习惯用筷子吃饭一样，很多中医防病治病的方式、方法深深地融入了中国老百姓的日常生活之中。比如，热水泡脚可以保健、助睡眠；感冒初起怕冷发热却出不了汗时，可以将生姜、大葱煮水后捂被发汗；淋雨、着凉后喝红糖姜汤，可以驱寒防感冒、腹泻；等等。这些行之有效的养生防病方法，已经成为老百姓的生活常识和共识，并且正在逐渐地被现代医学证实其科学性和有效性。

假使我们随便在马路上找一个人，问他"什么是中医养生？"回答可能是"冰糖炖雪梨"，可能是"打太极拳"，可能是"揉足三里"等，有些人可能还会如数家珍般地告诉你日常生活中各种各样的养生保健、防病治病的方法，这说明中医养生的理念已经融入了百姓的日常生活之中。

五、中医养生的概念

通俗地讲，中医养生就是在中医的理论指导下，根据中医的养生原则，采用中医的方法，使身体保持健康，增强体质，预防疾病，从而达到延年益寿的目的。从某种意义上来说，中医养生理论还包含着"治未病"的概念。

1. 治未病，健康养生

古人云："圣人不治已病治未病，不治已乱治未乱……夫病已成而后药之，乱已成而后治之，譬犹渴而穿井，斗而铸锥，不亦晚乎！"

又云："良医者常治无病之病，故无病；圣人者常治无患之患，故无患。"

又曰："上医医未病之病，中医医欲病治病，下医医已病之病。"

这些古文的意思是说，高明的医生都是治在未病之前，如果等病了再去治疗，就如同口渴了才去挖井，战斗开始了才去造武器，那不是已经晚了吗？

中医的这些思想言论都说明了"防重于治"，即养生防病比治病更重要。人一旦得病，身体或多或少都会受到损伤，而提前预防就可以将身体的损害降到最低，还能避免病痛的折磨。

现代社会中，我们经常抱怨看病难、看病贵，生病后医疗费用的支出是一笔可观的数目，有些重病、大病甚至可以压垮一个家庭，而如果注重提前预防，防患于未然，就可以减少医疗费用的支出，从而提高自身的生活质量，减轻家庭和社会负担，这样就可以花小钱买健康，甚至不用花钱就可以得到健康，一举多得，何乐而不为呢？总之，我们要无病早防，有病早治，健康养生。

2. 防复发，促进健康

健康人群、亚健康人群要学会养生，预防疾病，而那些患病人群，就更加迫切地需要正确的养生方法，以调理疾病、促进康复、防止复发。我们都知道，胃病"三分治，七分养"，其他很多慢性疾病也是如此。

现代人心脑血管疾病高发，而高血压、糖尿病、冠心病、高脂血症等慢性疾病都是生活方式病，也就是说与日常生活习惯、饮食习惯等密切相关。如果得了这些病，应该怎样养生？平时生活中需要注意些什么？饮食要怎么调理？诸如此类，这些答案就是疾病的养生方法。

事实上，中医养生包括了三层含义：一是没有生病之前要防止生病，二是生了病之后要防止病情加重，三是疾病康复后要防止病情复发。即未病先防，既病防变，瘥后防复。

六、中医养生的特色

中医治病是一门深奥的"功课"，涉及中医的理法方药，而中医的理法方药是几千年的理论和实践的积累沉淀，内容繁多而复杂，非专业人员很难系统地掌握中医这门学科。但是，掌握中医养生的方法却相对要简单一些，因为其贴近生活实际，所以更容易被大众接受。只要掌握了中医养生的原则，再根据自己的具体情况选择合适的方法，必要时还可以求助、咨询中医师的帮助，就能够制订出合理的、个性化的养生方案。

中医养生是从中医学中衍生出来的，因此，跟现代的预防医学、营养学等不同，而是具有中医学的特色，即整体观念和辨证论治的一门科普学问。

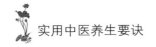

1. 整体观念

整体观念是中医的一种思想方法，也是中医的精髓之一。中医认为，人是一个不可分割的整体，与自然、社会都是息息相关的。

（1）人体是一个有机的整体

人的五脏六腑、眼耳口鼻、皮肤毛发、肌肉骨血等都是相互联系、相互影响、相互协调的。

比如最普通的感冒，可能会引起咳嗽、咳痰（如支气管炎），可能会引起耳痛（如中耳炎），可能会引起腹痛、腹泻（如胃肠型感冒），可能会引起胸痛（如肺炎），可能会引起胸闷、心慌（如心肌炎），可能会引起腰痛（如肾炎），可能会引起关节酸痛（如关节炎），可能会引起头痛（如脑膜炎），等等。所谓牵一发而动全身，这个道理是一样的。因此，无论是治病还是养生，都应该考虑到人体全身脏腑、组织、器官之间的联系和相互作用。

从中医五行对应五脏的理论来说，心、肝、脾、肺、肾五脏分属火、木、土、金、水五行，五行相生相克，五脏也是相生相克的。比如金生水，即肺生肾，肺为"母"，肾为"子"，母病可及子，子病同样可及母。

以前面的咳嗽为例，若为链球菌感染所致的支气管炎、肺炎出现的咳嗽，为中医所说的肺脏之病，如果没有及时治疗，链球菌感染可随血液循环进入肾脏，导致急性肾小球肾炎，可出现血尿、腰酸、腰痛等症状，这些就是中医所说的肾脏、膀胱之病。膀胱为六腑之一，与肾相表里，五行亦属水。

再比如，人生气时会吃不下饭，这就是肝气郁结，木克脾土，肝属木，脾胃属土，用点疏肝理气健脾的药，食欲就会随之好转。

（2）人与自然界息息相关

人生活在自然界中，大自然中春夏秋冬的变化、风寒暑湿燥火的影响，都会使人的身体机能发生改变。

比如大自然春生、夏长、秋收、冬藏的气候特点，都会相应地反应在人体上。宝宝的生长发育规律显示，春夏季节比秋冬季节长得更快。很多人到了冬季胃口就明显比夏季好，夏季天热的时候，对油腻的食物没有食欲，而冬季就比较喜欢吃红烧肉、瓜子、花生等高脂肪、高热量的食物；到了秋季，有些人容易出现"悲秋"的情绪，心情变得忧郁、压抑，甚至头发严重脱落；等等。这就是人体生理机能随四季变化而发生的改变。

再比如气候变化对机体的影响。江南梅雨季节，很多骨关节炎、风湿性关节炎、类风湿关节炎患者就会出现骨关节的酸痛。这是人体受潮湿环境影响而发病的典型例子，中医称之为湿邪侵犯机体而引发的风湿痹病，而气候干燥的地方这种病就会相对减少。

（3）人与社会关系密切

人是家庭的组成部分，家庭是社会的基本单位。我们生活在社会中，身处在家庭中，免不了要与家人、亲戚、同事、朋友等不同的人交流，并且要从事工作、学习、家务等各种社会活动，矛盾、困难处处存在。工作压力引起的紧张、焦虑，家庭矛盾导致的抑郁、烦躁等各种不良心理因素对生理机能也会产生一定的影响。

现代研究发现，很多生理疾病的发病都与心理因素有关，疾病已经不单单是一种生理上的病痛，而是身心的不健康。

中医早有情志致病的学说，喜、怒、忧、思、悲、恐、惊等七情所伤，都会导致疾病的发生。

无论是自然界的大环境还是人体内的小环境，都会对机体的生理功能产生影响。因此，中医养生讲究的是一个整体的观念，而不是头痛医头、脚痛医脚。在整体观念的指导下，中医养生要适应自然规律，保持"天人合一"的状态，使整个人体的生理机能都保持正常运作，才能达到身心健康。

2. 辨证论治

人是一个整体，那么是不是所有的人都可以遵循整体观念的指导，

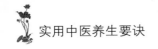

采用相同的养生方法呢？相信大家都知道，答案是否定的。

人有高矮、胖瘦之分，由于体质、生活饮食习惯、生存环境和地域及先天禀赋的不同，会罹患各种不同的疾病，出现各种不同的症状。比如，有患呼吸系统疾病的，有患循环系统疾病的，有患消化系统疾病的，等等。

例如，同样是感冒，张先生喝了红糖姜汤后，发了身汗，感冒就好了；李女士喝了红糖姜汤后，不仅感冒没好，头痛、咽痛的症状反而更加严重了。究其原因，张先生是当天出门感受了风寒，晚上喝了红糖姜汤后就把刚刚侵犯体表、尚未入里的寒气发散出来了，阻止了病邪进一步深入体内，感冒也就止住了。而李女士的感冒已经持续了两三天，风寒入里，加上李女士平时肝火比较旺，寒邪郁而化热，转变成了风热感冒，红糖和生姜都是温热之品，有散寒作用，但遇热却会变得更热，因而头痛、咽痛等风热症状就加重了。

从中医理论来讲，每个人脏腑的虚实寒热都有不同，气血津液的盈亏滞速也有差异。中医以辨证论治为主要手段，对不同的人群及疾病进行分门别类的归纳、总结，如可分为肾虚、肝旺、肺燥、气虚、阳虚、痰湿、血瘀等不同证型。这是中医诊疗理论体系的一大特色，也是中医认识疾病的基本原则。

中医辨证的方法有很多，如八纲辨证、气血津液辨证、脏腑辨证、六经辨证、卫气营血辨证、三焦辨证等，其中用得最多的是前三者。

中医养生基于中医理论，针对每个人不同的身体状况进行辨证分型，然后选择相应的养生方法，制订个体化的养生方案，充分体现因人、因时、因地而异的原则。

七、中医养生的原则

中医治病有其特定的原则，同样，中医养生也有其原则。中医养生就是在遵循基本原则的前提下，再根据每个人的具体情况加以灵活运用。

1. 天人相应，道法自然

这是根据整体观念而衍生的养生原则，也就是说人与天地相对应，人的生命活动、生活起居、饮食习惯等都要顺应自然界的变化规律而进行。比如：白天属阳，夜晚属阴，阳主动，阴主静，所以白天就要活动，夜晚就要休息；根据日出日落的时间，要做到春天早睡早起，夏天晚睡早起，秋天早睡早起，冬天早睡晚起；而饮食方面，要尽量吃一些时令的新鲜的蔬菜、水果；等等。

2. 生活规律，运动适量

大自然有着它自身的运行规律，所以人们的日常生活也要养成规律的作息习惯，如几点睡觉、几点起床、几点吃饭、什么时候运动、每次运动多长时间等，都要有固定的时间和规律，这也就是人们常说的生物钟；另外，运动方式和运动量也要适当，应根据不同的年龄、不同的身体状况及不同的季节来合理安排。生命在于运动，运动能使气血流通，故不运动不行，但是运动过量或者超出了自身的承受能力也是不科学的。

3. 饮食有节，不食烟酒

饮食要"五味调和"，即平衡膳食，营养全面不挑食，五谷杂粮都要兼顾，三餐定时定量，这样才能营养均衡；同时，饮食要有节制，注意食品安全和饮食卫生，切忌暴饮暴食，损伤肠胃；应禁烟限酒，抽烟有百害而无一利，偶尔少量饮酒有活血作用，但不可过量饮用，部分人群需忌酒，如酒精过敏者、脂肪肝或肥胖患者等。

4. 精神乐观，心态平和

中医认为，百病皆由气所生。因此，精神因素会导致躯体疾病已为大家所公认。尤其在现代社会，生存压力较大，职场竞争激烈，所以人们更应当乐观开朗、心态平和，学会自我疏导不良情绪，避免抑郁、焦虑、紧张、激动等负面情绪对机体产生不良影响。

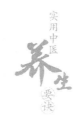

第二章

中医养生的主要内容

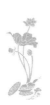

中医养生的内容非常丰富，如果详细到每样食物的性味归经，即便是三天三夜也说不完，但若精辟到"调和气血""平衡营养"，又可以用几个词、几句话就能概括出来。结合当下对健康的认识，以及对健康生活的要求，我们将中医养生的主要内容归纳为以下六个方面。

一、饮食养生

食疗养生、药膳养生在中国人的观念中根深蒂固。民以食为天，饮食提供给生命必需的营养物质，生命得以延续，但是"水能载舟，亦能覆舟"，科学合理的饮食有利于身体健康，而不当的饮食则能危害机体的健康。

从营养学的角度来说，健康饮食的原则是：饮食规律、品种多样化、营养全面均衡、合理搭配。同时，还要注意饮食卫生和食品安全问题，切忌暴饮暴食、饥饱无度和三餐无规律。

《中国居民膳食指南》中，建议食物品种的选择和摄入量应按照"膳食宝塔"来分配，最底层是需要摄入量最多的食物，然后往上依次递减，最顶层就是需要摄入量最少的食物。宝塔的最底层是主食类，即谷类、薯类及杂豆类；倒数第二层是蔬菜类和水果类；倒数第三层是畜肉类、鱼虾、禽类和蛋类；倒数第四层是奶类及奶制品、大豆类及坚果；顶层是油和盐（如图1）。

中医的饮食养生，也有关于营养均衡的论述，如《黄帝内经》中提出的"五谷为养，五果为助，五畜为益，五菜为充，气味合而服之，以补精益气",就是与营养学相似的膳食配伍原则。

除此之外,中医饮食养生最具特色的是食疗和药膳。中医认为,药食同源,食物与药物都来自于大自然,一样具有四气五味,一样可以调养不同的脏腑。比如水果中的梨,味甘微酸,性凉,入

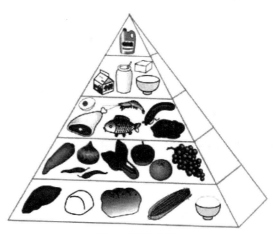

图1　膳食宝塔

肺、胃经,具有生津、润燥、清热、化痰的作用。秋季气候干燥时,多吃点生梨,可以起到养阴生津防秋燥的作用。当肺热咳嗽、烦渴时,可用以润肺止咳、生津止渴,冰糖炖雪梨就是一个经典的清热润肺止咳的食疗方。而药膳更可以养生防病,辅助治疗一些疾病。比如黄芪炖鸡具有益气补虚的作用,可以增强机体免疫力,预防疾病。再比如痛经的女性,属于气滞血瘀者,在月经来临前的两三天服用川芎煮鸡蛋,可以改善痛经。

总之,饮食养生的内容很多,根据每个人的具体病情或体质,我们可以选择不同的食疗或者药膳调理,以达到强身健体、防病治病的目的。

二、起居养生

我们的祖辈一直以来都过着"日出而作,日落而息"的生活。但是,现在的人们生活节奏明显加快,竞争激烈,日常学习、工作中熬夜、加班加点是常有的事情。在物质生活日益丰富的同时,精神生活也丰富多彩起来,有些人纵情娱乐,挥霍健康。不良的生活习惯催生了大批的慢性生活方式病,如颈椎病、冠心病、糖尿病、高血压等。以上不健康的

生活方式使得疾病谱发生改变，患者群日益年轻化。

种种迹象都告诉我们，生活方式对身体健康有着重要的影响。我们应养成良好的生活作息习惯，如起居有规律，不睡懒觉不熬夜，娱乐有度，劳逸结合；保持居室和家居用品的清洁卫生，经常晒太阳，定时给房间通风换气；冬天要注意保暖，不要盲目追赶时尚，不要"只要风度不要温度"；夏天应适当出汗，不要整天待在冷空调环境下贪凉而得"冬病"。

三、情志养生

经典古籍《黄帝内经》记载，"悲则气消，恐则气下……惊则气乱，思则气结"，"喜怒不节则伤脏，伤脏则病起于阴也"。这些理论强调了人的情绪心态、精神活动与身体健康密切相关。

中医认为，七情，即人的各种情志活动，可影响脏腑的功能、气血的运行，从而引起全身多种疾病。现代医学也同样重视心理因素对健康的影响，并将单一的生物医学模式转变为"生物–心理–社会"医学模式。

现代医学研究发现，人在发怒时会刺激肾上腺，导致肾上腺素的分泌增加，机体的兴奋性增强，可出现呼吸、心跳加快，血压上升，成为偏头痛、高血压病、冠心病等疾病的诱发因素。

医学研究还发现，长期处于压抑状态会导致免疫系统紊乱，从而降低人体自身的抗病能力，尤其是对癌症的抵御能力下降。这与中医理论中"长期情志郁结积聚而成癥瘕"的观点是一致的。

现代社会竞争激烈，学习、工作的压力很大，紧张、焦虑、烦躁、抑郁等多种不良情绪成为多种疾病的重要发病因素之一。在这样的大环境中，我们要学会情志养生。即自我调节情绪，保持平和的心态，积极乐观地对待生活；人际交往中要学会宽以待人，取长补短，和睦相处，尽量减少或避免矛盾的产生；心情不好时，要学会向亲朋好友倾诉，把心中的烦恼讲出来，千万不可闷在心中，郁积成病，也可以选择出去旅游，看看大自然的美好风光，亦不失为一种良好的散心方式。总之，要让自己少一点烦恼，多一点快乐！

四、运动养生

随着科技的快速发展，体力劳动的人群越来越少，脑力劳动的人群越来越多，甚至不少家务劳动都被一些智能化的家电代替了。比如扫地，以前有半自动的吸尘器，现在有全自动的扫地机器人。很多人的日常生活状态就是"久坐不动"，这也是现代生活方式病高发的重要原因之一。

生命在于运动，运动可使气血流通，适当的健身锻炼，可强身健体，提高人体的抗病能力。像健身操、慢跑、散步、游泳、球类运动等，都是适合大众的健身方式。但是，运动也不能极端化，有些人过度痴迷于运动健身也是不妥当的。比如近些年热门的广场舞，吸引了众多的大妈、阿姨，甚至还有部分"爷爷、叔叔"也加入了广场舞的队伍。广场舞确实是一种健身锻炼的好方式，但是有些人每天要跳两三个小时，这就有点过了。对于锻炼的人群，建议每天锻炼半小时至 1 小时就足够了。过度锻炼可能会导致骨关节、软组织的损伤，突然进行大运动量的锻炼，还有可能使心脏难以负荷而发生危险事件。故建议运动锻炼应循序渐进，运动量以微微出汗为宜，或以心率不超过（170－年龄）/分钟为衡量的指标，切忌大汗淋漓、气喘吁吁。

中医认为，人体发病的主要原因有两条，一是"不及"，二是"太过"，所以不锻炼不行，锻炼过度也不行。

我国传统的健身术讲究动静结合，动中有静，静中有动。如太极拳、八段锦及各种气功，已经成为全民健身的重要组成部分，并且以适合现代人的方式得以改进和发展，受到了众多养生爱好者的欢迎。

五、四季养生

中医养生讲究天人合一，顺时而养，即提倡顺应自然界四季气候的变化规律来安排日常起居活动。"春夏养阳，秋冬养阴"是中医养生的基本原则之一。

春季，万物复苏，养生应注重养阳。应夜卧早起，多晒晒太阳，选择阳光明媚的日子多进行一些室外活动，呼吸新鲜空气，吐故纳新，调畅气血。

夏天，万物生长繁盛，人体阳气最易发泄，此时更要注意养阳。应晚睡早起，适当午睡，避开午时的炎热，运动要适度，宜在清晨或傍晚进行。

秋季，是一个成熟的季节，阳气开始收敛，人体也要收敛精气，保津养阴，故预防秋燥是最为重要的。古代养生学家认为，秋天的睡眠宜"早卧早起，与鸡俱兴"，即早睡觉，早起床，早起时间与鸡叫扑翅的时间差不多。早起使肺气得以舒展；早卧顺应阳气之收，防止阴精外泄。同时，衣着要根据气温变化随时调整。要保持乐观的情绪，切忌悲秋伤怀。

冬季，是万物收藏的季节，人体也需要积蓄能量，抵御寒冷。养生要以护阴潜阳为原则，根据个人情况适当进补。应早睡晚起，早锻炼不宜太早，室外锻炼应在太阳出来后为宜。有些老人在雨雪天还要早早出去锻炼，显然是不恰当的。

近年来，由于环境的污染，我国的气候出现了一个新名词，那就是"雾霾"，有些地域的雾霾天甚至会持续很久，我们应该如何应对呢？在这里提醒大家，这种天气最好少出门，必须出去时一定要戴好口罩，回到家里立即洗脸洗手，刷牙漱口，清洁卫生，并要多吃新鲜的蔬菜水果等。中医认为，肺为娇脏，朝百脉，空气污浊是导致肺病发生的直接原因。

六、体质养生

共性和个性是一切事物固有的本性，中医养生也是如此。如果说上述五个方面的内容都是共性，那么体质养生讲究的就是个性了。

中医治病讲究辨证论治，这个"辨证"是针对疾病而言的。那么，对于健康的人群是不是就没有差异了呢？肯定也是有差异的。无论是健康人群、亚健康人群，还是某种或某些疾病的罹患者，都有各自不同的体质，因此在饮食习惯、生活起居、运动锻炼、情绪心理等方面都会有不同的表现或选择，这就是身体的个体差异。

比如一个小小的感冒，有些人主要表现为打喷嚏、流鼻涕或者咳嗽、咳痰，而有些人则表现为头痛、咽喉痛、发热，还有些人感觉四肢酸痛、头重脚轻、浑身无力等。这些差异与遗传基因、饮食习惯、地理环境、气候因素、社会环境、家庭生活、人际交往等多种先天、后天的因素有关，这就是体质的差异。

中医学将人的体质分为九种，即平和质、阳虚质、阴虚质、气虚质、痰湿质、湿热质、血瘀质、气郁质和特禀质。就跟中医诊断时的辨证分型一样，不同体质的人群，养生方法也不同，后面的章节将逐一详细介绍。

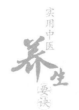

第三章

饮食养生

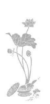

一部《舌尖上的中国》让人们既为自家的美食感到自豪，也对各地的美味充满了神往。事实上，食物在满足人们口腹之欲的同时，也给我们提供了维持生命活动所必需的营养物质。中医食疗学告诉我们，药食同源，善用食物还能强身健体、防病治病。饮食养生的四个原则如下。

一、饮食有节——定时定量、饮食规律

人类从最初"茹毛饮血"的年代开始，便将食物作为维持生命活动最基本的物质保障。那时候，能吃饱是一种奢望。社会发展到现在，温饱已经基本不成问题了。不少发达城市，甚至因为吃得太好，而使肥胖、糖尿病、痛风、脂肪肝等"富贵病"的发病率越来越高。因此，现代人营养过剩的问题，必须认真对待。多吃不如少吃，一定要遵循饮食有节的原则。

1. 过食伤身

饮食过量，最直接的结果就是损伤肠胃，造成消化功能紊乱。《黄帝内经》有云："饮食自倍，脾胃乃伤。"《千金要方》则云："夫在身所以多痰，此皆由……饮食不节故也。"说的就是饮食过量、暴饮暴食就会损伤脾胃功能，脾虚则运化水湿的功能下降，造成水湿停滞，并化生痰（中医所说的一种病理产物），然后变生全身多种疾病。

比如肥胖，很多人都是因为吃得多、动得少，导致营养过剩，转化为脂肪堆积在体内，带来脂肪肝、糖尿病、冠心病等一系列与肥胖相关的疾病。中医认为，"肥人多痰"，体型肥胖者，往往有痰湿停滞体内。

古代养生学家很早就提出，吃饭要吃七分饱。孔子也主张"食勿求饱""节食安胃"。

孙思邈在《千金要方》中指出，"饮食过多，则结积聚；渴饮过量，则成痰"。意思是说，饮食过量，就会积聚在体内，形成湿、浊、痰、热等致病因素，阻滞气血，形成瘀血或郁结成块，从而导致多种疾病的发生。可见，饮食过量对身体并无好处，反而可能损害健康。

《饮膳正要》一书也指出，"善养生者，先饥而食……食欲数而少，不欲顿而多"。意思是倡导饿了之后再吃，少食多餐。现代人很少是饿了再吃，反而是馋了就吃的更多见。人们生活条件好了，各种珍馐美馔呈现在眼前，令人忍不住食指大动，于是，一不小心就吃撑了，致使肥甘厚味堆积在体内，这些食物本身就容易化生痰浊湿热，从而阻碍脾胃气机的运化。于是乎，人胖了，血脂高了，肝脏脂肪堆积起来了，血糖、血压、血尿酸也超标了，冠心病来了，痛风来了，心脏病猝死、脑中风、肠癌等发病趋势逐渐年轻化了，儿童肥胖、性早熟越来越高发了，等等。

另一方面，暴饮暴食还会损伤脾胃，出现腹痛腹泻、恶心呕吐、泛酸烧心等胃肠不适的症状，引起急性胃肠炎、急性胆囊炎、急性胰腺炎、反流性食管炎等。其中，胆结石、肾结石等病又被称为"吃出来的病"。

因此，吃饭要遵照吃七分饱的原则。

2. 吃得慢，吃得少

怎样控制好饮食量呢？有个比较合理的方法就是放慢吃饭的速度，细嚼慢咽。因为，胃向大脑传达"吃饱了"的信息需要 20~30 分钟的时间，吃得太快，等到感觉饱了的时候，往往已经吃得太多了。如果能吃得慢些，等大脑意识到吃饱了的时候，实际摄入的食物会比平时少些。而且，细嚼慢咽可以促进人体消化液的分泌，能够更加充分地消化食物。咀嚼越细，食物对食管、胃黏膜的刺激就越小，这样可以降低因黏膜损伤引起的多种疾病的发病率。

另外，在食物品种的选择上，多吃富含纤维和水分的食物，有利于增加饱腹感。如蔬菜、水果、全谷食物和汤会占用更多的胃部空间，能更快地产生饱腹感。

3. 吃点坚果不易饿

有些人正餐吃得少了，就很容易饿，一饿就又想吃东西，这样无形之中就会摄入过多的热量。怎么办呢？

容易饥饿的人，不妨吃些坚果类食物，如核桃、榛子、开心果、花生等。这些食物富含不饱和脂肪酸，饱腹感维持时间长，可以较长时间都不觉得饿；而且，坚果中的植物脂肪属于不饱和脂肪，与动物脂肪（饱和脂肪）不同，是一种对血管有益的脂肪。坚果类食物可以和正餐一起吃，也可以作为两餐之间的零食、点心，但不要一次吃太多，因为这类食物脂肪含量高、热量高，吃太多也会发胖。

4. 定时定量

人体生理机能的运作是有一定规律的，生物钟就是一个很典型的例子。一旦打破了这个规律，人体的各项机能就可能出现紊乱。如植物神经功能紊乱者，会晚上睡不着觉，白天没有精神，导致记忆力下降，注意力不能集中，皮肤粗糙长痤疮，女性月经失调等。

如果饮食也打破了正常的规律，胃酸的分泌就会变得混乱而无序，还会影响肝脏排泄胆汁的规律，从而导致消化不良，出现腹胀、腹痛，或者泛酸、烧心等不适症状。如果到了吃饭时间，却因为忙于工作或某些其他的原因没有吃饭，而胃酸仍然按照平时的规律照常分泌，这个时候没有食物被胃酸消化，胃酸就会反攻人体自身的胃黏膜，久而久之就会形成消化道溃疡、腹痛、溃疡出血，甚至穿孔等一系列问题。

有不少白领，由于工作紧张，三餐没有规律，经常饥一顿饱一顿的，导致胃病的发病率很高。起初可能只是表现为胃中嘈杂，口苦，口臭，胃胀或难以描述的不适感；有时候胃口非常好，甚至好过了头，有时候却毫无胃口；有些人会出现便秘，有些人却可能出现慢性腹泻，或者便秘与腹泻交替出现。慢慢地，还会出现饭前或饭后胃痛，夜间泛酸、烧心，脸色开始变差。最后发展越来越严重，甚至消化道出血，出现吐血、黑便等现象，以及溃疡穿孔引起腹膜炎，危及生命。

还有些人常常是早饭、午饭随便对付，甚至不吃，晚饭好吃好喝一顿，其结果是不仅损伤肠胃，导致睡前过多的营养堆积，还会引起肥胖、代谢紊乱，由于脂质堆积在血管，还会加速动脉粥样硬化，引起心脑血管疾病。

可见，仅仅饮食不规律这样一个小小的坏习惯，逐渐演变，最后也可能成为要命的事。所以，我们不可小觑这一问题，平时一定要注意三餐定时、定量，形成良好的饮食规律。

二、五味调和——合理搭配、营养均衡

营养均衡，是现在我们经常要强调的健康饮食的一个原则。其实，很久以前，我们的祖先就提出了"五味调和"的饮食法则，也就是我们现在说的合理搭配、营养均衡的意思。

现代营养学强调的是各种食物的营养成分，以此区分食物的种类和对人体健康的作用。碳水化合物、蛋白质、脂肪是人类赖以生存的基本能量来源：碳水化合物的主要来源是各种谷物类主食，如米、面、薯类等；蛋白质的主要来源是肉、蛋、奶和豆类、豆制品等；而脂肪则来源于各种动植物食物，主要是烹饪用油及肥肉、动物皮等。

从中医食疗学的角度来说，每种食物都跟中药一样有性、味、归经，所谓药食同源，有些食物本身又是中药。

1. 五味调和

中医食疗讲究的是五味调和，五味即辛、甘、酸、苦、咸五种最基本的滋味，此外还有淡味和涩味。

不同性味的食物有不同的食疗作用。辛能发表行散，甘能补虚缓急，酸能收敛固涩，苦能降泄燥湿，咸能软坚散结。

《黄帝内经》指出，"谨和五味，骨正筋柔，气血以流，腠理以密，如是则骨气以精，谨道如法，长有天命"。说的就是五味要调和，各种滋味都要吃一点，这样才能身体健康、延年益寿。比如我们平时吃饭的时候，吃了太咸的菜，就喜欢吃点甜的东西综合一下。

2. 五味宜忌

五味还对应五脏，即辛入肺、甘入脾、酸入肝、苦入心、咸入肾。《灵枢·五味》有云："五味各走其所喜。谷味酸，先走肝；谷味苦，先走心；谷味甘，先走脾；谷味辛，先走肺；谷味咸，先走肾。"

不同滋味的食物，可以滋养不同的脏腑。《素问·脏气法时论》云："肝色青，宜食甘，粳米、牛肉、枣、葵皆甘；心色赤，宜食酸，小豆、犬肉、李、韭皆酸；肺色白，宜食苦，麦、羊肉、杏、薤皆苦；脾色黄，宜食咸，大豆、豕肉、栗、藿皆咸；肾色黑，宜食辛，黄黍、鸡肉、桃、葱皆辛。"这是根据五行相生理论衍生出来的。

而五脏患病，对五味也有所禁忌。《灵枢·五味》云："肝病禁辛，心病禁咸，脾病禁酸，肾病禁甘，肺病禁苦。"这是根据五行相克理论衍生出来的。比如，肝病患者往往阴虚火旺的类型比较多见，平时容易便秘，脾气暴躁易怒，就不宜吃辛辣食物，否则会助火耗阴，加重肝火。

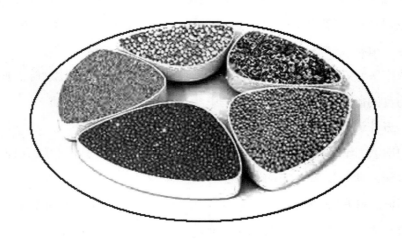

3. 提倡混合饮食

除了五味调和之外，营养均衡还有另外一层含义，就是各种食物都要吃。中医食疗学提倡混合饮食，因为不同种类的食物所含的营养成分不同，只有什么都吃，才能保证多种营养素的全面摄入，才能做到营养均衡。

《素问·脏气法时论》有云："五谷为养，五果为助，五畜为益，五菜为充，气味合而服之，以补精益气。"说的就是黍、秫、菽、麦、稻等五谷杂豆类食物是养育人体的主要食物，是维持生命活动的根本；枣、李、杏、栗、桃等水果和坚果有助于身体健康；牛、犬、羊、猪、鸡等禽畜肉类食物对人体有补益作用；葵、韭、薤、藿、葱等蔬菜作为补充，使营养更加全面。

"五味"中的"五"，并不限于五种特定的食物。虽然，每一类食物根据五行、五脏的理论，特定了五种食物，但在实际饮食中，我们应该理解为同类食物中的多种食物。只要每天保证主食、水果、干果、肉类和蔬菜的摄入，基本的营养物质就都有了。

三、时令果蔬——新鲜是食品安全的前提

近些年来，食品安全问题备受关注。如三聚氰胺奶粉、镉大米、膨大剂水果、药水豆芽、毒生姜等各种各样非法添加的食品添加剂或有毒有害的化学剂频繁出现在电视、报纸上，令人谈虎色变；某些黑心商家为了谋取更大的利益，采用各种非自然手段，生产出反季节、反自然的食物品种，损害消费者的健康。

食品安全问题是国家、社会的大问题，需要全社会的共同努力。而从个人出发，我们可以从尽量选择新鲜的、当令的、自然的食物做起。

食品卫生是食品安全的第一关。新鲜的食品，可以避免腐败、变质，保证营养不被破坏。所以，我们在选购食物的时候，应该尽量买新鲜的，肉类、奶制品、蔬菜、水果等都是如此。

在蔬菜、水果的选择方面，还应尽量选择当令的品种。这有两方面的好处：一方面，当令的果蔬少了人为的因素在里面，安全性相对更高；另一方面，当令的果蔬符合中医"天人相应"的理念。人的生理变化规律是随着四季更替而变化的，什么季节就应吃什么果蔬，以顺应大自然的变化规律，更有利于机体阴阳气血的调和。

春季少食酸味，多食甜味，以补养脾气；夏季少食苦味，多食辛味，以补养肺气；长夏少食甜味，多食咸味，以补养肾气；秋季少食辛味，多食酸味，以补养肝气；冬季少食咸味，多食苦味，以补养心气。

每个季节的饮食如何选择，将在后面的四季养生章节详细叙述。当令的蔬菜水果分别有哪些，您是否了解呢？下面就列举一些常见的时令果蔬品种。

春季时令果蔬

蔬菜：香椿、竹笋、马兰、荠菜、水芹、韭菜、菠菜、莴笋、蚕豆、豌豆、豆苗、蒜苗、油麦菜、生菜、鸡毛菜、青椒、辣椒。

水果：樱桃、草莓、金橘、桑葚、番石榴。

夏季时令果蔬

蔬菜：扁豆、刀豆、豇豆、毛豆、黄瓜、丝瓜、西红柿、冬瓜、苦瓜、茭白、茄子、青椒、辣椒、花菜、空心菜、卷心菜、生菜、苋菜、青菜、南瓜、佛手瓜、芦笋、发菜（龙须菜）。

水果：草莓、莲雾、樱桃、西瓜、杧果、菠萝、荔枝、桃、李、杏、枇杷、桑葚、香蕉、甜瓜、哈密瓜、火龙果、百香果、猕猴桃、椰子。

秋季时令果蔬

蔬菜：茄子、黄瓜、冬瓜、莲藕、萝卜、山药、花菜、白菜、卷心菜、苋菜、荸荠、土豆、芋艿、红薯、胡萝卜、秋葵、菱角、四季豆、扁豆、辣椒。

水果：梨、苹果、柿子、葡萄、柚子、石榴、橘子、枣、龙眼、甘蔗、火龙果、阳桃、番石榴、杏、山楂。

冬季时令果蔬

蔬菜：白菜、草头、菠菜、蓬蒿菜、萝卜、胡萝卜、芥菜、莴笋、卷心菜、花菜、韭菜、芹菜、大蒜、青椒、洋葱、花椰菜。

水果：柚子、甘蔗、橙子、芦柑、橘子、青枣、释迦。

由于地域的不同，南北方蔬菜、水果的品种及成熟季节可能存在一定的差异。

四、辨证施"食"——食物也有寒热之分

辨证施治是中医治病最具特色的原则之一，而在食疗方面，也讲究辨证施"食"。我们前面讲到了食物跟中药一样，有四气五味之分，还有温热寒凉之别。对于不同体质、不同病证的人群，在选择食物品种的时候，如果能预先了解食物的寒热属性，就能更好地利用食物的特性来调理身体，增强体质，促进疾病的康复。

比如，阴虚内热的人，平时容易上火、急躁易怒、大便干结或便秘、口舌生疮（口腔溃疡反复发作）、口干咽燥，有时还会有鼻出血、便血等症状出现。如果去医院检查，可能并没有发现器质性的疾病，西医医师多会开些维生素、矿物质类营养补充剂，或者干脆说"没有病，不需要治疗"。但事实上，这类人平时确实被各种不适症状困扰。如果这时候去看中医，中医师可能就会根据这些症状，开些中药进行调理。服用对证的中药可以改善体质，消除不适的症状。如果再配合食疗，选择一些寒凉性质的食物以清热养阴，如莲藕、荸荠、马兰、芹菜、茭白、黄瓜、苦瓜、枇杷、柿子、柚子、枸杞子、银耳、百合、莲子等，就能通过自身调理，改善上述不适的症状。但如果是体质虚寒的人，本就平时怕冷，着凉后容易腹泻，再吃苦瓜、柿子这类寒凉的食物，就可能导致腹痛、腹泻，使体质变得更差。

中医治病还有"忌口"一说，其中有一部分原因就是食物的寒热属

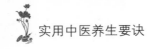

性对疾病（或体质）和所用中药有一定的影响。因此，对常见食物品种的寒热属性有所了解，可以更好地帮助我们选择合适的食物来调理自己的身体。下面罗列出一些常见食物的寒热属性，供大家参考。

寒性食物

蔬菜菌藻类：莲藕（生）、苦瓜、慈姑、荸荠、竹笋、西红柿、冬瓜、空心菜、茭白、地耳、海带、紫菜、发菜、木耳菜、莼菜、蕺菜、瓠子、菜瓜、海藻、草菇。

水果类：甘蔗、柚子、猕猴桃、桑葚、香蕉、阳桃、柿子、西瓜、甜瓜。

鱼肉内脏类：猪肠、猪肾、马肉、鸭肉、黑鱼、田螺、螺蛳、河蟹、梭子蟹、蛤蜊、蛏子、蚌肉、文蛤、蚬子、蜗牛。

干果类：柿饼。

调味品类：酱油、琼脂（琼胶）、豆豉、食盐、白矾、面酱。

凉性食物

蔬菜菌藻类：油菜、菠菜、苋菜、芹菜、马兰、黄瓜、丝瓜、茄子、萝卜（生）、莴苣、蘑菇、金针菇、绿豆、苤蓝、菊花脑、枸杞头、芦蒿、花菜、裙带菜。

水果类：橙子、梨、枇杷、罗汉果、菱（生）、椰汁、芦柑。

鱼肉内脏类：猪皮、水牛肉、羊肝、兔肉、鸭血、青蛙、鲍鱼。

谷物类：粟米、薏苡仁、大麦、荞麦。

乳蛋类：马乳、鸭蛋、绿茶、麻油。

调味品类：薄荷、槐花、菊花。

其他：豆腐、豆腐皮、豆腐干、豆腐乳、面筋。

温性食物

蔬菜菌藻类：芥菜、大头菜、魔芋、南瓜、金瓜、萝卜（熟）、芦笋、韭菜、香菜、葱、胡葱、大蒜、生姜、雪里蕻、香椿。

水果类：桃子、杏、樱桃、杨梅、石榴、荔枝、佛手柑、木瓜。

鱼肉内脏类：猪肚、黄牛肉、牛骨髓、羊肉、羊肚、羊脑、羊骨髓、狗肉、鹿肉、獐肉、猫肉、鸡肉、鸡肝、乌骨鸡、麻雀肉、野鸡肉、鲫鱼、鲢鱼、鳝鱼、带鱼、鲳鱼、鲈鱼、蚶子、淡菜、乌龟、海参、海马、鳊鱼、鲶鱼、混子鱼、鲦鱼、鳟鱼、大头鱼。

干果类：栗子、核桃、大枣、桂圆。

谷物类：籼米、糯米、高粱、黍米、燕麦、黑米、西米。

乳蛋类：羊乳、鹅蛋。

调味品类：酒、酒酿、红糖、饴糖、茴香、花椒、胡椒、玫瑰花、桂花、红茶、咖啡、豆油、油菜籽油、石碱、生姜、小茴香、丁香、八角。

热性食物

蔬菜菌藻类：辣椒。

调味品类：芥末、肉桂。

平性食物

蔬菜菌藻类：白菜（微寒）、青菜、荠菜、茼蒿、卷心菜（包菜）、草头、红薯、土豆、山药、芋艿、葫芦、黄花菜（微凉）、胡萝卜、百合、莲藕（熟）、枸杞子、香菇、平菇、猴头菇、黑木耳、银耳、洋葱、大豆（黄豆）、黑大豆、赤小豆、蚕豆、扁豆、豌豆、豇豆。

水果类：金橘、柠檬、苹果、李子、梅子、山楂、无花果、菠萝、葡萄、菱（熟）、橄榄、草莓、杧果。

鱼肉内脏类：猪肉、猪心、猪肝、猪肺、猪血、猪脑、牛肚、羊血、刺猬肉、鸡血、鹅肉、鹅血、鸽肉、鹌鹑肉、蛇肉、鲤鱼、青鱼、鲥鱼、泥鳅、鳜鱼、河鳗、黄花鱼、鲨鱼、海鳗、马面鱼（橡皮鱼）、刀鱼、银鱼、鱼翅、牡蛎、鲍鱼、虾、海蜇、甲鱼、乌贼鱼、章鱼、干贝、泥鳅、鲑鱼。

干果类：花生、芝麻、莲子、芡实、葵花籽、榧子、榛子、松子、银杏、南瓜子、西瓜子。

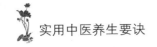

谷物类：大米（粳米）、玉米、小麦、青稞。

乳蛋类：牛乳、鸡蛋、鸽蛋、鹌鹑蛋。

调味品类：白糖、冰糖、蜂蜜、可可、花生油。

其他：豆浆。

中国人对食物的烹饪非常讲究，但是在烹饪的过程中，由于添加了各种调味料，增加了各种工序，食物的寒热属性就可能发生变化。因此，在运用食疗、药膳调理时，我们要力求简单烹饪，以蒸、煮、炖为主，添加调味料时也要了解其寒热属性对食疗、药膳作用的影响。

五、关于饮食养生的是与非

食疗药膳、食物营养、食品安全是当下百姓关注的热点话题，饮食养生则是百姓们喜闻乐见的一种方式。关于饮食的传言也是丰富多彩，有的讲得头头是道，有的却毫无根据。其中的真真假假，到底如何辨别呢？

（一）素食真的更健康吗

新的营养学观念主张，现代人的日常饮食结构应该是以植物性食物为主的均衡膳食，从而可以预防心血管疾病和癌症等目前发病率不断上升的病种。但这跟完全素食主义的理念不同。均衡膳食是指在以植物性食物为主的前提下，应该适当添加部分动物性食物，以补充植物性食物中没有的营养素，达到营养均衡的目的。

营养均衡这一点，我们在前面的饮食养生原则中已经解释过，但是仍有不少人存在这样的疑惑：现在患肥胖、脂肪肝、糖尿病、高脂血症、高血压的人非常多，这些人吃素是不是更好呢？

1. 素食也会得脂肪肝

通常得脂肪肝的人，给我们的感觉就是有大鱼大肉的饮食习惯，所以有些人就以为素食不含脂肪，只要吃素就不会得脂肪肝。尽管大量的流行病学调查发现，经常吃荤食者脂肪肝的患病率显著高于素食者，长期素食者很少发生肥胖、糖尿病和脂肪肝等疾病。但是，由于长期厌食、节食、偏食、素食、患有吸收不良综合征及胃肠旁路手术等原因，会造成低蛋白血症，缺乏胆酸、氨基酸。因热量不足，缺乏营养而导致的消瘦，常常需动用组织中的脂肪，使血液游离脂肪酸入肝合成的脂肪增多，但又不能在肝内正常转化成脂蛋白运送出肝，故而发生堆积导致脂肪肝。

另一方面，某些素食者虽然不吃动物性食物，但在烹调食物中食入了过多的油，虽然它们是植物性脂肪，但摄入过多也可能使血中游离脂肪酸增多而引起脂肪肝。

曾有媒体报道，武汉某个社区卫生服务中心对两个寺的僧人进行体检，结果受检的 30 名僧人中接近一半患有脂肪肝。

可见，素食者也不是绝对不会得脂肪肝。

2. 糖尿病、高血压患者不宜绝对素食

不少患者误以为吃素更有利于糖尿病和高血压的病情控制，其实不然。

糖尿病和高血压及其并发症是威胁人类健康的重要病症，严重者可危及生命。糖尿病肾病和高血压肾病是这两种慢性病的常见并发症，作为继发性肾病，其在饮食营养方面的要求，尤其是对蛋白质的要求，与原发性肾病类似。植物蛋白中，非必需氨基酸的含量高，生物利用率小，摄入过多会加重肾脏负担。故一味地吃素，反而会加速肾病并发症的发生。

因此，糖尿病、高血压患者不提倡绝对吃素，而应该适当进食一些动物蛋白，限制植物蛋白的过多摄取。比如，摄入牛奶、鸡蛋、瘦肉等优质蛋白，对预防肾脏并发症是有一定好处的。但是也不要过多地摄入蛋白质食物，一般每天 1 个鸡蛋、1 杯牛奶就足够一天的蛋白质需要了，血脂高者鸡蛋最好去黄吃。

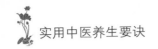

3. 老年人素食易得肌肉衰减症

肌肉衰减与营养失衡有关，故加强营养，特别是加强蛋白质类的营养很重要。蛋白质是生命的物质基础，是人体组织和器官的重要组成成分。低蛋白质饮食的老年人，身体处于负氮平衡状态，可加速肌肉的萎缩与机体的衰老退化。

研究表明，老年人对蛋白质的需要量不比青壮年少，只要肾功能允许，老年人至少要达到每日每千克体重 1.2 克蛋白质，蛋白质占总能量的 15% ～ 20%。以体重 60 千克的人为例，每日应摄入蛋白质 75 克左右有助于维持氮平衡，并有可能减轻因能量摄入减少所致的蛋白质合成能力的下降。但是很多老年人实际的摄入量达不到推荐量的要求，部分老年人因为担心发胖和心血管疾病，采用以素食为主的饮食，摄入的蛋白质数量和质量均较差。

除了保证摄入充足数量的蛋白质，膳食蛋白质的质量对预防老年人肌肉衰减综合征更加重要。一般来说，动物性食物蛋白质的含量和质量都高于植物性食物，老年人动物性食物的蛋白质应占膳食蛋白质总量的 30% ～ 50%。研究显示，荤素搭配的中老年人骨骼肌质量显著高于完全素食者。老年人要增加奶、蛋、瘦肉、禽类、鱼虾和大豆制品等的摄入量，同时还要保证足够的主食、蔬菜水果，以达到平衡膳食的要求。消化吸收功能减退的老年人可逐渐增加食物的品种和数量，少量多餐，这样既可以保证需要的蛋白质和营养素，又可以使食物得到充分的吸收和利用。

从中医的角度来说，老年人的身体各项机能逐渐衰退，属于中医所说的"虚"的类型。而食物中，动物性食物多有补益的作用，适当多吃一些鸡鸭鱼肉，有益气补虚的作用。

（二）"断食疗法"真的能减肥、排毒、抗癌吗

近些年来，"断食疗法"悄然兴起，吸引了一部分盲目减肥、过度追求健康的人群。虽然也有一些人反映，说这一方法确实减了不少体重，

而且人也变得精神了。然而，这一疗法并没有得到专业人士的肯定。

断食疗法又称饥饿疗法，其来源由来已久，并且在很多领域被赋予不同的含义，比如佛教，比如西方某些自然养生的追求者。佛家有斋日断食、辟谷修行的说法，沿袭数千年。但是，曾有媒体报道，一名患有心脏病的六旬男子，慕名到一个"佛教道场"，希望能消灾祛病，听从"师傅"的指点断食诵经，结果不幸身亡。

无论是佛教徒还是西方某些"学者"，他们的生活方式与我们普通大众的生活方式是不同的。对于每天都要学习、工作、参加各种活动，甚至劳作的人群来说，这种"断食疗法"并不可取。更不要说，本身就患有心脏病、高血压、糖尿病、肾病等慢性疾病的人群，更不可轻言断食。

1. 减肥？断食减肥不可取

通过断食疗法来减肥，容易对身体健康产生负面影响。减肥应该从膳食和运动两方面来调整。应根据每天运动和工作、生活所消耗的能量，来决定饮食摄入的能量。当消耗的能量与摄入的能量达到平衡时，人体就能保持体重稳定。而当消耗的能量超过摄入的能量时，体重就会减轻。因此，想要减肥的人群，就要增加消耗，减少摄入。但是，若消耗能量过大而摄入能量过少，也可对机体健康造成损害。所以，保证生命活动最基本消耗的能量摄入还是必需的。因此，断食疗法并不可取。

中医治疗肥胖，大多从健脾化湿着手，通过饮食或中药健脾益气，增强其运化水湿的功能，从而把肥胖者体内的痰湿之邪驱逐出去。有句玩笑话说："吃饱了才有力气减肥。"从某种程度上说，也有一定的道理。肥胖的人往往运动起来有各种困难，稍微动一动就气喘如牛、大汗淋漓，减肥的效果也不是很好。而在健脾益气的基础上，运动也会更有力气。

2. 排毒？断食排不了毒

排毒是一种通俗的讲法，其实是指促进新陈代谢，将代谢产生的废物排出体外。也有些人认为，排出宿便就是排毒。大便的排泄需要肠蠕动来促进，进食的刺激可以促进胃肠蠕动，断食之后便无法刺激肠蠕动了，因而也就达不到排宿便促排毒的作用。实际上，新陈代谢需要"原料"和"能量"，断食使得新陈代谢的"原料"和"能量"都没有了，减慢了新陈代谢的速度，代谢产生的废物减少了，也就是说"毒素"的产量减少了，并不是排毒。这种"杀敌一千，自损八百"的方式，显然不值得提倡。对于平时饮食过量的人群，应该减少饮食的摄入量，而不是采取断食之类过激的方式。

中医排毒，通常用下、吐、汗、清等方法。"下"即泻下法、攻下法，一般是指运用中药将体内的有毒有害物质，通过排便的方法排出体外。"吐"即催吐法，是利用药物引起呕吐，从而使有毒有害物质从口中吐出。"汗"即发汗法，也叫解表法、解肌法，是指用药物开泄毛孔，驱逐病邪，通过出汗排出体内的有毒有害物质。"清"即清热法，也叫泻火法、降火法，就是我们平时常说的清热解毒。无论哪一种方法，都没有用断食来排毒的，断食本身就不具备"排"的功能。

3. 抗癌？肿瘤患者断食很危险

对于肿瘤患者而言，仍有不少人存在这样的误区：吃得越好肿瘤就会长得越快，少吃点就能把肿瘤"饿死"。却不知，断食疗法在没有"饿死"肿瘤细胞之前，会先把正常细胞给"饿死"。在肿瘤的治疗中，保证营养供给是非常重要的一个方面，肿瘤晚期患者更需要富有营养的食物。采取断食疗法的肿瘤患者因营养不良，体质下降，无法与肿瘤细胞抵抗，更经受不起手术、放化疗等治疗手段，一旦自身的免疫防线崩塌，各种疾病将蜂拥而来，肿瘤细胞更是疯狂掠夺机体仅剩的营养物质，机体健康一落千丈，直至崩溃，再无挽回的余地。尤其是晚期肿瘤患者，本身就是一种营养不良的贫血、消瘦状态，如果再采取断食的方式，无疑是雪上加霜的做法。

对于肿瘤，无论是手术前还是手术后，中医中药都有一定的治疗作用，既可以缓解不适症状，还能控制肿瘤的进展，预防肿瘤的复发。而中医治疗肿瘤，大多以扶正祛邪为主要治疗原则，也就是说增强患者自身的抗病能力是首要的，而为了增强抗病能力，往往都会用到补法，在饮食方面也是同样需要保证营养物质的供给，多吃一些补益的食物。

4. 慢性病患者断食易使病情波动

现在患有慢性疾病的人群越来越多，如冠心病、糖尿病、高血压、高脂血症、痛风、慢性阻塞性肺疾病、哮喘、骨关节炎等，这些人往往更加关注健康问题，更容易被"断食疗法"之类的养生方法所吸引。

有一位李女士，患2型糖尿病多年，平时一直服用降糖药控制血糖，体型略微肥胖。听说断食疗法能减肥、排毒，就学人家断食，1个星期只吃6天饭，第7天除了喝水什么都不吃。结果饿了1天后，李女士就昏倒了，家人将她送到医院抢救，医生检查后说是低血糖昏迷，如果不及时纠正的话，大脑就会受损。李女士醒来之后得知自己的病情，后悔不已。

断食对慢性病患者并不适合，易导致病情波动，不利于疾病的控制和稳定，若导致血压、血糖、血脂水平的忽高忽低，对健康的损害就更为严重；有时还会造成一些假象，使患者以为病情好转，忽视了规范的治疗，结果疾病卷土重来时变得更加凶猛，甚至发生一些危及生命的事情，得不偿失。

饮食营养是供给人体生命活动所必需的物质，除了特殊情况需要暂时禁食之外，一般人群都应保证每天的能量供给，这是机体维持健康的基本保障。

（三）水果酵素真的那么神奇吗

酸酸甜甜的水果酵素成了许多爱美女士的"新宠"。讨喜的口感，加上传言所说的减肥、排毒、抗癌等各种保健作用，使其一跃成为热销产品，价格不菲。许多人不禁要问："水果酵素的作用真的有那么神奇吗？"

1. 揭开"酵素"的本质

"酵素"其实是"酶"的旧称，是一类生物催化剂，对人体的新陈代谢有促进作用。但是酶的种类很多，其催化作用也具有特异性，不同的酶作用于不同的代谢过程。比如，我们比较熟悉的消化酶——唾液淀粉酶、胰蛋白酶等，作用于消化过程，分别促进淀粉和蛋白质的分解、消化；有些酶具有抗氧化作用，如大家熟知的 SOD 超氧化物歧化酶、谷胱甘肽过氧化物酶等。

那么，水果酵素又是一种什么酶呢？

"水果酵素"实际上是水果加上糖，经密封发酵后得到的产物。水果上携带的细菌，以糖为营养生长繁殖，最后代谢转化成酒、乳酸、醋酸等物质，以及各种各样的酶。酶的种类因水果所携带的细菌种类所决定，具有不确定性。

2. 水果酵素有啥作用

据传，水果酵素具有美容、养颜、排毒、瘦身、抗癌等多种保健作用。那么，这种说法是否靠谱呢？

活性酶确实具有促进新陈代谢的作用，但水果酵素中水果来源的酶含量并不多。因为酶的本质是蛋白质，在发酵的过程中会被细菌分解吸收，剩下的大多是微生物活动分泌的或者死亡裂解后释放的酶，真正具有活性的酶的含量则很少。另一方面，水果酵素中的酶进入体内后，在胃液的酸性环境下会被胃肠消化酶消化分解，几乎所剩无几。虽然在某些疾病的治疗中会用到消化酶和乳糖水解酶，前者是针对某些疾病导致的消化酶分泌不足，而后者则是针对乳糖不耐受的患者，但这些酶的功效也只是帮助食物在消化道里的消化而已，并没有那些眼花缭乱的作用，而且这些口服酶，必须包裹在糖衣里，或者表面裹有保护层，才能使其顺利通过胃而不受胃酸的破坏。

至于水果本身所含的维生素、矿物质、蛋白质、纤维素等对健康有益的营养成分，在发酵的过程中，也或多或少地被破坏了。发酵过程中产生的酵母菌和乳酸菌由于"势单力薄"，对我们的肠道菌群也起不了作用。

由此可见，水果酵素有美容养颜、排毒瘦身等保健作用的说法，是站不住脚的。而新鲜水果本身所富含的维生素、矿物质、纤维素等营养成分，对健康是有益的。

3. 酵素减肥靠谱吗

有些人说吃了酵素后确实有减肥的效果，这究竟是怎么一回事呢？我们分析发现，这些人之所以能够减肥，主要有以下几个原因。

（1）代餐形式：某些酵素产品以代餐的形式出现，其一份的能量只有 30 千卡左右，而我们平时午餐的能量摄入量一般至少也有 500 千卡，吃得少了当然就瘦了。

（2）添加膳食纤维：酵素产品包括代餐类中都添加了膳食纤维，其中可溶性膳食纤维可以缓解小肠对葡萄糖的吸收，提高胰岛素的敏感性，降低血清总胆固醇，延缓胃排空；不可溶的膳食纤维可以吸水膨胀，增加粪便体积，促进肠蠕动，减少粪便在结肠的停留时间。这些膳食纤维在大肠发酵产生的短链脂肪酸为肠道菌群提供营养底物，促进胃肠黏膜健康。因此，真正起作用的是膳食纤维，而不是酵素。

（3）有些产品还可能添加了一些导泻、限制脂肪吸收的药物成分。

由此可见，水果酵素本身不具有减肥作用，之所以能达到减肥的效果，可能是其他因素作用的结果。

4. 每个人都适用吗

水果酵素虽然没有传言说的那么神奇，但作为饮料或食品，口感确实不错，因此很多人喜欢喝。如果出于美味考虑，自制一些水果酵素来饮用，并非不可。但是，在家中自制水果酵素，缺少灭菌、消毒等环节，稍微不慎就很可能使得发酵过程中的杂菌快速生长。所以卫生、安全一定要注意，否则非但无益反而有害健康。

需要注意的是：水果酵素在制作的过程中加入了较多的糖，再加上水果本身含有的果糖，导致含糖量很高。因此，糖尿病患者不宜选用！

劝诫那些想要减肥的人群，与其寄希望于一些尚不明确的减肥产品，还不如从现在起"管住嘴、迈开腿"，用科学的饮食加上合理的运动走向"苗条"、走向"健康"！

（四）您需要吃蛋白质粉吗

田女士最近遇到一件很困惑的事情：她平时的体质比较差，容易疲劳，经常感冒、喉咙痛，她姐姐就买了两桶蛋白质粉给她吃，说可以提高免疫力，让她好好补补身体。可是，田女士有慢性肾病，他听说这个病不能多吃高蛋白食物，所以不知道自己到底能不能吃蛋白质粉。

所谓蛋白质粉，一般是采用提纯的大豆蛋白，或酪蛋白，或乳清蛋白，或上述几种蛋白的组合体构成的粉剂，其用途是为缺乏蛋白质的人补充蛋白质。《中国居民膳食营养素参考摄入量》中推荐成人每人每天蛋白质的摄入量是 65 ～ 90 克，或者是占总能量的 10% ～ 12% 即可满足代谢需要。此外，蛋白质摄入量因人的年龄、体重及劳动强度不同而存在一定的差异。生长发育期的儿童和青少年、怀孕期或哺乳期的妇女，蛋白质的需要量要高一些。

对于健康人而言，只要坚持正常饮食，蛋白质缺乏的情况一般不会发生。奶类、蛋类、肉类、大豆、小麦和玉米含必需氨基酸种类齐全、数量充足、比例适当。因此，我们只要坚持食物品种丰富多样，就完全能满足人体对蛋白质的需要，没有必要再补充蛋白质粉。而且，现在市场上的蛋白质粉种类、品牌众多，良莠不齐，一般消费者很难辨别。所以，除非营养不良或医师或营养师建议需要补充的人群可以适量补充蛋白质粉外，其他人群一般不主张食用蛋白质粉。

尤其需要提醒的是，以下四类人群更不能食用蛋白质粉。

1. 肾脏疾病患者：要严格限制蛋白质的摄入量，并且限制的蛋白质以含 9 种必需氨基酸的蛋白质为主。蛋白质的量要限制在 20 ～ 40 克

/ 天。

2. 肝脏疾病患者：若肝脏对蛋白质的加工、利用出现障碍，可适当增加蛋白质的摄入量。但对于肝昏迷、肝硬化晚期患者，供给过多蛋白质会增加肝脏负担，加剧病情，故应限制动物蛋白。又因其在体内代谢会产生较多的氨，可以诱发或加重肝昏迷，所以这类患者可以选择某些富含支链氨基酸的植物蛋白，特别是大豆蛋白。因为支链氨基酸主要在肌肉中代谢，对肝功能有保护作用。

3. 新生儿：新生儿不宜食用蛋白质粉，他们应选择蛋白质含量在10%～20%的奶粉。

4. 痛风患者：要避免食用以大豆蛋白为主要成分的蛋白质粉。因为大豆中的嘌呤可以造成体内尿酸增高，促成或加重痛风。

蛋白质粉曾是运动员用来在训练前后提振和恢复身体肌肉的专用产品，而现在，普通民众也开始食用蛋白质粉以期达到瘦身、补充体力、增强体质等目的。目前，我国绝大部分城市居民并不存在蛋白质不足的问题，在三餐之外大量摄入蛋白质粉，就可能造成蛋白质摄入过量。因此，只要身体健康，饮食正常，不偏食挑食，就完全能从天然食物中获取足够量的蛋白质，不需再额外吃蛋白质粉。

（五）海鲜真的是"发物"吗

海鲜是蛋白质含量较高的一类食物，但是中医认为海鲜是"发物"，很多急、慢性病患者都不宜吃海鲜。

事实真的如此吗？一旦生病就彻底无缘美味的海鲜了吗？

1. 过敏人群请避让

首先，对海鲜过敏的人群，应慎吃或禁吃。海鲜是一类高蛋白质食物，其所含的蛋白质种类比较特殊，被称为"异体蛋白质"或"异种蛋白质"。有些人因为缺乏相应的分解酶，这些异种蛋白质就会直接或间接地激活免疫细胞，从而引起过敏反应。轻者出现皮肤瘙痒、皮疹等不适症状，重者引起哮喘，甚至会导致窒息，危及生命。

因此，对海鲜过敏的人群最好不要吃海鲜。

2. 肾病患者看分期

蛋白质分解代谢后的产物是通过肾脏排泄的，肾病患者对蛋白质可谓又爱又恨。过量摄入蛋白质会给肾脏增加负担，如果患者的肾功能已有损伤，那么无疑是雪上加霜。当肾功能衰竭到一定程度，就需要限制蛋白质的摄入量，但机体健康仍然离不开蛋白质这一重要的营养成分。这个时候就需要尽量选择优质蛋白质（即动物蛋白质），在保证营养所需的同时，产生的代谢废物也最低，这样就能给肾脏减轻一定的负担。

海鲜类属于优质蛋白质的来源之一，蛋白质含量非常高，肾病患者只能少量食用，否则很容易超标。因此，肾病患者要根据自己的肾功能分期，在专业医师或营养师的指导下，制订合理的饮食方案。

3. 痛风患者多算计

痛风与海鲜的恩怨由来已久。高蛋白质的海鲜可以说是嘌呤的"高产户"，每年夏天都有不少痛风患者在海鲜与啤酒的美味诱惑下"痛并快乐着"。对于痛风患者来说，发病期不宜食用海鲜，疾病的缓解期可以少量食用海鲜，但要计算好每天的嘌呤摄入量，严格把关。

过量摄入高嘌呤食物，不仅仅是疼痛的问题，而是在为痛风石"添砖加瓦"，慢慢地摧毁骨关节的健康；同时，也是在给肾脏"加负"，要知道，肾脏也会有不堪重负的时候，不要等到肾功能损伤了才后悔莫及。

痛风患者吃海鲜除了要控制食用量，还应选择合适的品种。

嘌呤含量很少的海鲜（每100克含嘌呤25毫克以下）：海蜇、海参。

嘌呤含量较少的海鲜、河鲜（每100克含嘌呤25~75毫克）：鲱鱼、鲑鱼、鲥鱼、金枪鱼、白鱼、龙虾、蟹。

嘌呤含量较高的海鲜、河鲜（每100克含嘌呤75~150毫克）：鲤鱼、鳕鱼、大比目鱼、鲈鱼、梭鱼、鲭鱼、贝壳类水产品、鳗、鳝鱼、乌贼、草鱼、黑鲳鱼、虾。

嘌呤含量特高的海鲜、河鲜（每 100 克含嘌呤 150 毫克以上）：凤尾鱼、沙丁鱼、白鲳鱼、白带鱼。

一般人日常膳食摄入的嘌呤为 600~1000 毫克。在痛风急性期，嘌呤摄入量应控制在每天 150 毫克以内，宜选用嘌呤含量很少的食物；在缓解期，可适量选用嘌呤含量较少的食物；不论急性期或缓解期，均应避免使用嘌呤含量较高或很高的食物。

中国营养学会推荐，海鲜每天的平均摄入量是 100 克，但很多人会超量摄入，这对身体健康是不合适的。因为任何一类食品吃得量太大，都一样会引起身体代谢的紊乱。这就是中医所说的"太过"。所以，痛风患者在选择了合适的海鲜、河鲜品种之后，可以根据病情计算自己一天的嘌呤摄入量，包括其他饮食的嘌呤含量，从而进行合理的控制。

除了对海鲜品种和量的掌控外，食用方法也是一种技巧。痛风患者吃海鲜时要注意以下几点：

（1）先将海鲜用水煮一下，去掉嘌呤和苷酸，煮海鲜的汤要倒掉，不可食用。

（2）大量饮用开水，及时将尿酸排出体外。

（3）吃海鲜的同时，搭配富含维生素 A、C、E 的蔬菜和水果，因为这些维生素具有抗氧化的作用，可减轻尿酸盐的沉积，但菜花、菠菜和蘑菇等高嘌呤的蔬菜除外。

建议痛风患者在吃海鲜的同时，可以搭配各种蔬菜、水果、鲜果汁等碱性食物。这些食物含有较多的钠、钾、钙、镁等元素，在体内氧化生成碱性离子，可以使尿液中的 pH 值升高，有利于尿酸盐的溶解，所以痛风患者可以多吃些。如：红萝卜含有丰富的活性酶，生食可有效促进嘌呤的代谢；芹菜、黄瓜、冬瓜、葡萄有利于尿酸的排泄；青菜、茄子、卷心菜、马铃薯、甘薯、南瓜、梨、苹果、玉米、芦根、胡萝卜、西红柿、丝瓜、菜瓜、荸荠、大白菜、菊花脑、茼蒿、洋葱、甘蔗、香蕉、柑橘、杏子、桃子、樱桃、栗子等都适合痛风患者食用。

4. 甲状腺病细斟酌

近些年来，甲状腺疾病高发，餐馆里常常会出现这样的场景：美味的海鲜上桌了，却有那么一两个人只能望"鲜"兴叹，想吃却又不敢吃。因为他们患有甲状腺疾病。但事实上，并非所有的甲状腺患者都要禁食海鲜，有些患者是可以吃的，还有些患者需要补碘，反而需要多吃海产品。因为甲状腺疾病的种类很多，除了地方性甲状腺肿（俗称"粗脖子病"），近些年来桥本甲状腺炎、甲状腺结节、甲状腺癌等也成了高发病，由此导致的甲状腺功能亢进（甲亢）、甲状腺功能减退（甲减）患者也不少。有些患者的甲状腺已经失去或部分失去功能，而有些患者的甲状腺功能还是正常的，故能不能吃海鲜，应咨询专业医师或者营养师，根据自己具体的病情来判断。

（1）甲亢、高功能腺瘤患者不能吃海鲜

甲亢、高功能腺瘤患者体内甲状腺激素分泌过多，如果碘富足则合成分泌的甲状腺激素更多。因此，这类患者应该忌高碘饮食，海产品不能吃，要吃无碘盐。此外，医学用的造影剂、含碘量高的药物等因为碘过多会增加甲状腺激素的合成，应用后不利于疾病康复。

（2）桥本甲状腺炎患者少吃海鲜

桥本甲状腺炎患者如果甲状腺自身的免疫抗体很高，也不宜过多食用高碘食物，如海带、紫菜等，海鲜也应该少吃，因为高碘可加重患者自身免疫功能的紊乱。但是，作为补充生理需要的碘盐则可以食用。

（3）甲减、亚急性甲状腺炎患者可以吃海鲜

甲减患者的甲状腺已经没有了聚集碘的功能，故饮食摄入碘的多少对病情没有影响。亚急性甲状腺炎患者的甲状腺结构受到破坏，与手术切除甲状腺的患者一样，二者的甲状腺也没有聚集碘的功能，故对饮食碘的摄入亦没有特殊的要求。因此，这些患者都可以吃海鲜。

（4）甲状腺肿、孕妇儿童应多吃海鲜

单纯性甲状腺肿，包括结节性甲状腺肿，食用加碘盐、海带、紫菜

等可以起到辅助治疗的作用。特别要强调的是，孕妇、儿童都需要增加碘的摄入量。国内近期的一项调查显示，包括上海在内仅一半的孕妇碘摄入量达到标准。轻微碘不足，可能造成一定的智力丢失，表现为孩子的学习成绩下降。因此，上述人群应该多吃海鲜及海带、紫菜等。

（5）甲状腺结节患者吃海鲜因人而异

对于甲状腺结节患者能不能吃海鲜，是因人而异的。总体而言，甲状腺结节患者应避免短期内摄入大量的碘。如果扫描没有热结节或者高功能区，应该食用加碘盐，可以吃海产品，过分限碘反而可能使结节进一步增大；如果扫描结果有热结节或高功能区，应该避免高碘摄入，不宜吃碘盐及海鲜；超声提示为囊性的冷结节者，甲状腺的功能低下，吃的碘也不会被结节所摄取，所以不必忌碘；桥本甲状腺炎合并结节者，如果发现甲状腺自身的免疫抗体很高，则应忌海带、紫菜、海鲜等高碘食物，而吃碘盐影响不大。

可见，得了甲状腺疾病，不一定就跟海鲜无缘了，有些患者还是可以吃的。

5. 吃海鲜不能过量

曾有媒体报道，有人因大量食用河鲜、海鲜后出现横纹肌溶解症、急性肾功能衰竭和多脏器功能衰竭，导致生命垂危。引起横纹肌溶解症的原因有很多。横纹肌溶解症是由于肌细胞产生毒性物质而导致肾损害的一种疾病，俗称肌肉溶解。较常发生于肌肉受到大力撞击、长时间的压迫，或是过度使用之后。另有少数情况，像血管阻塞导致肌肉缺氧，以及特殊体质的患者服用某些药物后，也可能引发横纹肌溶解症。

河鲜、海鲜大都是富含蛋白质的食物。在大多数人的观念中，蛋白质是个好东西。脂肪吃多了会肥胖、会得高脂血症，碳水化合物（糖）吃多了会升高血糖、会长胖，但没听说过蛋白质吃多了会胖的，反而常听说蛋白质有助于增强体质、提高免疫力云云。事实上，蛋白质摄入过量也可能会危害健康。

蛋白质在人体内的分解产物较多，其中氨、酮酸及尿素等对人体会产生副作用，不仅增加肝肾负担，还容易引起消化不良，长此以往，就会影响肝肾功能，造成消瘦及免疫功能低下。蛋白质摄入过量可出现三大并发症：高尿素氮血症、代谢性酸中毒和渗透性利尿。对于肾功能原本就有问题的人群，如慢性肾功能衰竭的患者、痛风的患者等，更要限制蛋白质的摄入。

另一方面，饮食搭配要合理、多样化，不要短时间内大量地摄入同种食物，以免营养失衡，使某种营养素摄入过量而影响健康。

现在，食品的安全问题倍受关注，如果长期食用某一种食品，就更容易导致同种物质在体内的蓄积，过量后就有危害健康的风险。所以我们主张，不要短期内大量食用同一种食物的同时，也不要频繁地食用同一种食物。嗜酒嗜烟有害健康，嗜食某种食物也可能有害健康。而食物品种多样化，不仅保证了营养的均衡，还可以避免大量蓄积有毒有害的物质。

在此要提醒大家，即使是爱吃的食物也不可过量进食，尤其不能大量进食单一的食物品种，以免"过犹不及"，反而损害身体健康。

（六）吃得越好，肿瘤长得越快吗

肿瘤患者不能吃得太好，肿瘤患者不能吃鸡和鸡蛋，肿瘤患者不能吃海鲜……对于肿瘤患者的饮食、营养问题，说法颇多，观点不一。那么，民间的说法是否正确呢？传统的饮食禁忌是否有科学依据呢？

近年来，肿瘤的发病率逐渐上升，由于医疗技术的提高，使肿瘤患者的生存率也在不断提高，由此而使社会人口中肿瘤患者的比例也有所上升。如何提高肿瘤患者的生存质量，已经成为肿瘤治疗中的重要部分。其中，肿瘤患者如何饮食、营养的问题，一直是大家关注的一个话题。

1. 增加营养会加快肿瘤生长吗

民间有一种说法，"肿瘤患者吃得越好，肿瘤长得越快"。因此，很多肿瘤患者不敢增加营养。这种说法显然是没有科学依据的。肿瘤的生长速度，主要由肿瘤本身的性质决定，外界环境也可能起到一定的影响作用，但营养摄入的多与少，跟肿瘤增长的快慢没有必然的联系，不要以为通过"饿"就可以控制肿瘤的生长。

肿瘤患者反而应该加强蛋白质和碳水化合物的摄入量，维生素、矿物质和微量元素等营养物质的摄入也应该均衡。对于正在接受化疗、放疗的患者，可能会出现恶心、呕吐的情况，故饮食应该清淡少油，少食多餐；肿瘤晚期，患者出现明显的消瘦，营养不良时，更应鼓励患者尽量增加营养物质的摄入。

2. 肿瘤患者不能吃鸡吗

民间认为，鸡肉、鸡蛋、海鲜等发物都是肿瘤患者不能吃的，否则会诱使肿瘤复发或加快肿瘤生长。其实肿瘤本身对"发物"没有禁忌，饮食禁忌取决于疾病的寒、热、虚、实之性和所服药物的忌口。如肿瘤患者毒深热盛，口渴烦躁，发烧便秘，这时宜多吃些莲藕、山药、百合、莲心、水果汁、西瓜、米粥及一些清凉健胃、消渴除烦的食品，切忌过食生冷及油腻之物；如患者正在服健脾和胃、温中益气的中药，而饮食却摄取性凉滑肠之物就不合适。

需要指出的是，肝脏、肾脏肿瘤患者忌吃高蛋白食物，以免加重肝肾负担；胰腺肿瘤患者应适当控制蛋白质的摄入。

3. 肿瘤术后需加强营养

随着现代医学技术的发展，大多数肿瘤尤其是早期和中期的肿瘤，手术治疗成为了首选，那么术后患者的饮食营养是否应该加强呢？

肿瘤术后患者的饮食，应该分两种情况：①消化道肿瘤患者，由于术后消化功能受到一定的影响，饮食应遵循缓慢增加的原则，逐步增加患者的营养，最终达到正常人的饮食水平；②非消化道肿瘤患者，术后即应加强营养物质的摄入，做到营养要全面均衡，尽量鼓励患者多吃。补给充足的营养，不仅不会使肿瘤生长过快，反而能提高肿瘤患者的免

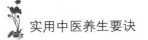

疫力及抗病能力，减少肿瘤并发症的发生。

可见，在肿瘤患者的饮食方面，还存在较多误区，患者应该多听取营养科医师的意见，纠正错误的饮食禁忌，提高生活质量。

（七）杨梅酒真的能止泻吗

喝杨梅酒是民间广为流传的一种止泻方法，至今仍有不少人在使用。这种止泻的方法是否科学呢？是否腹泻的人都能喝杨梅酒呢？

民间历来有喝杨梅酒可止泻的说法，也确实有不少人腹泻之后喝杨梅酒就治好了。但是，是不是任何腹泻都可以喝杨梅酒来治疗呢？喝杨梅酒又有哪些讲究呢？

杨梅性温，味甘、酸，归脾、胃、肝经，具有生津止渴、和中消食、解酒、涩肠、止血等功效，主治烦渴、呕吐、呃逆、胃痛、食欲不振、食积腹痛、饮酒过度、腹泻、痢疾、衄血、头痛、跌打损伤、骨折、烫火伤。

1. 着凉腹泻宜喝杨梅酒

酒性大热，味甘、辛，具有活血通络、祛风散寒的作用。因此，杨梅酒可以用于治疗受寒引起的腹泻，或非细菌感染所致的急性腹泻。夏季过多地进食冷饮、冷食，或淋雨，或空调使用不当着凉受寒后，都可能会引起腹泻，这时候喝点杨梅酒或吃一两个白酒浸泡的杨梅，就能起到很好的止泻作用。受寒引起的腹泻，通常没有腹痛或轻度腹痛，腹泻程度较轻，每天数次，大便稀薄无臭，无黏冻，无便血，可无发热，也无不洁饮食史。但是，服用杨梅酒2～3天，腹泻仍不止者，应及时去医院就诊。

2. 感染性腹泻不宜喝杨梅酒

并不是所有的腹泻都可以用杨梅酒止泻的，若腹泻患者出现以下伴发症状时，应及时去医院治疗，而不能依赖杨梅酒止泻。

（1）腹泻严重，次数频繁。

（2）伴有明显腹痛，甚至腹痛剧烈如绞。

（3）大便恶臭，甚至出现黏冻、脓血便。

（4）伴发热。

（5）肛门口有灼热感。

严重的急性腹泻得不到及时、正确的治疗，会引起脱水、电解质紊乱、血压下降，导致低血容量性休克，所以腹泻也是不容忽视的。

（八）酸奶加热喝就没营养了吗

酸奶一般指酸牛奶，是以新鲜的牛奶为原料，经过巴氏杀菌后再向牛奶中添加有益菌（发酵剂），经发酵后，再冷却灌装的一种牛奶制品。发酵过程使奶中的糖、蛋白质、脂肪更易消化和吸收，各种营养素的利用率得以提高。在发酵过程中，酸奶中的乳酸菌还可产生人体营养所必须的多种维生素，再加上丰富的蛋白质、钙等营养物质，使酸奶深受大众欢迎，是男女老少都喜欢的一种饮品。尤其是近些年来，铺天盖地的对益生菌的营养保健作用的广告宣传，使酸奶几乎成了家家户户的必备饮品。

益生菌是指有益于人体健康的一类肠道细菌，如双歧杆菌、嗜酸乳杆菌、干酪乳杆菌等。目前市面上的酸奶制品品种繁多，不管是何种酸奶，其共同的特点是都含有乳酸菌。这些乳酸菌在人体的肠道内可以起到平衡肠道菌群，补充双歧因子等作用，因此酸奶对人体有不少的好处。

1. 保存酸奶需要低温

我们知道，酸奶通常需要在低温下保存。这是因为酸奶中的活性乳酸杆菌需在 0℃～4℃ 的环境中保存，这时乳酸杆菌处于"休眠期"，菌体有活性，但繁殖速度较慢；随着环境温度的升高，乳酸菌会快速繁殖、死亡，其营养价值也会有所降低。所以，酸奶一般在 4℃ 以下冷藏，如果在室温下保存，则其酸度会不断提高而使酸奶变得更酸。夏天天热时购买酸奶，如果路途过长，在带回家的途中也要注意保证较低的温度贮藏。

2. 酸奶可以温着喝

酸奶一经加热，所含的大量活性乳酸菌便会被杀死，不仅丧失了原有的营养价值和保健功能，也使酸奶的物理性状发生改变，形成沉淀，特有的口味也消失了。因此，饮用酸奶不必加热，夏季可以买回后直接饮用，冬季可在室温条件下放置一定时间后再饮用。

有些人喜欢从冰箱中拿出酸奶就马上饮用，这对体质好的人来说固然不会有什么不适，但对于一些体质较差的人，尤其是胃肠道功能不好的人，直接饮用冰的酸奶，可能会对胃肠道产生不良刺激，引起腹痛甚至腹泻等。冬天，有些人不敢喝酸奶就是因为这个原因。所以在这种情况下，可以在饮用酸奶前，将酸奶在室温下放置半小时左右，或用温水温一下，只要温度不超过40℃，且时间不要过长，一般不会对其营养造成太大的破坏。而且，人体的温度也在35℃～37℃，即使是冷饮，进入体内也会变温。因此，有些人主张喝酸奶最好在10℃～12℃时饮用，其实也没有必要这么严格要求低温。

（九）黑巧克力真能降血压吗

长期吃含可可的黑巧克力有降低血压的功效，这一研究结果最早公布于2007年，由德国科隆大学研究人员德克·陶伯特博士在其论文中提出。之后，黑巧克力成为不少高血压患者的新宠。

黑巧克力真的有降血压的功效吗？

1. 长期少量食用有降血压功效

陶伯特博士指出，长期吃含可可的黑巧克力，只要非常少量就有降低血压的功效。吃黑巧克力所降血压的幅度虽然不大，但已足够减少罹患心血管疾病的风险。研究人员指出，给受试者每天摄取黑巧克力30卡路里，长期摄取可扩张血管，维持血压稳定。美国伊利诺大学食品科学与人类营养研究室主任尔曼博士也在一项实验中得出相同的结论：食用含黄烷醇可可亚组的受测者，平均收缩压降低 6mmHg，舒张压下降 2mmHg，低密度脂蛋白胆固醇降低 0.23mmol/L。

虽然黑巧克力有降压、预防动脉粥样硬化的作用，但是再好的东西也不能吃太多，每天最多只能吃两小块。可可含植物性化合物黄烷醇，如果每天少量服用，比如服用热量值为 30 卡路里（约为 6.3 克）的黑巧克力，那么不仅能取得降血压的效果，而且不会导致体重增加或出现其他副作用。

2. 怎样选择黑巧克力

前些年的市场上，黑巧克力就是不掺牛奶的巧克力，其可可含量也没有明确的标示。近年来国内市场上的黑巧克力品种越来越多，并且包装上都明确标示了可可含量，从 45%~90% 不等。减肥者或心血管疾病患者，宜选择可可含量高的巧克力，因为可可含量越高，其热量相对越低。但不管可可含量多高，为改善口感，或多或少地都会加入糖和一些食品添加剂。食品添加剂的含量在规定范围内只要不短期大量食用，就不会有大的问题。但是黑巧克力中的糖很容易被糖尿病患者忽略，常因为口感不甜而稍微多吃上几块，血糖就会迅速升高，不利控制。

还需要注意的是巧克力中可可脂的种类。可可脂是从可可液块中提取出的乳黄色硬性天然植物油脂，含有能防止变质的天然抗氧化剂，但是制作成本比较高。有些巧克力中就用代可可脂或类可可脂取代，这类人工合成的可可脂多为反式脂肪，食用反式脂肪将会提高罹患冠状动脉心脏病的几率，因为它可令"坏"的低密度脂蛋白胆固醇上升，并使"好"的高密度脂蛋白胆固醇下降。

3. 黑巧克力不能当降压药吃

巧克力热量高，专家不鼓励把吃黑巧克力当成降血压的手段，免得体重上升，反而导致更多健康风险。身体条件允许的情况下，食用黑巧

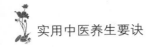

克力可以作为一种饮食保健的方法。

美国约翰霍普金斯医学院艾佩表示，最有效的非药物降血压方法还是保持体重正常与减少盐分的摄取，如果再经常吃少量黑巧克力，或许更能事半功倍。

（十）苏打水真的能降尿酸吗

近年来，饮料市场上日渐火爆的苏打水成为一种时尚饮品。但是，营养专家指出，苏打水不是人人适宜的，饮用苏打水也是有讲究的。

苏打水是碳酸氢钠（小苏打）的水溶液，弱碱性，医学上外用可消毒杀菌，饮用可中和人体内的酸性物质，有助于维持人体的酸碱平衡，改变酸性体质。

很早以前，在欧洲苏打水就是一种广受欢迎的天然饮品，现今世界上只有法、俄、德等少数国家出产天然苏打水，国内市场上的苏打水绝大多数是人工配制的。天然苏打水除含有碳酸氢钠外，还含有硼、锌、硒、铬等多种离子矿物和微量元素，易被人体吸收，因此是上好的饮品。

1. 苏打水可养胃

我们很多人喜欢吃鸡、鸭、鱼、肉等动物性食物，这些食物都是酸性的，为保持酸碱平衡，喜欢吃荤的人可经常饮用苏打水。饮用苏打水有很多好处，尤适合以下人群饮用。

（1）适合消化道溃疡患者饮用

胃溃疡、十二指肠溃疡、球部溃疡、幽门溃疡等消化道溃疡患者，由于胃酸产生过多，易损伤胃黏膜，严重者可引起糜烂、出血。经常饮用苏打水，可改善和调节胃酸分泌，降低胃酸浓度，保护胃肠黏膜，改善胃肠功能，有助于疾病康复。胃酸过多者，食后易饥，容易伤胃，可于空腹或餐后2~3小时喝些苏打水，有助于养胃。

（2）适合肾病患者饮用

肾病患者肾功能下降，蛋白质的代谢产物排泄障碍，使得血尿素氮、尿酸等酸性代谢产物浓度升高，经常饮用苏打水有利于降低尿素氮和尿酸的浓度，减轻肾脏负担。

（3）适合痛风、高尿酸血症患者饮用

痛风是血尿酸代谢障碍引起的一种疾病，苏打水可以中和尿酸，降低尿酸浓度，缓解痛风，改善病情。

（4）适合结石患者饮用

肾结石、胆结石等的产生都跟体内的酸性物质有关，苏打水可中和这些酸性物质，阻碍结石的形成。

（5）适合口腔有异味者饮用

苏打水可减少体内自由基的生成，有抗氧化的作用，用苏打水漱口可减轻口腔炎症，改善口腔异味和呼吸道产生的异味。

夏秋季节最适合饮用苏打水以补充矿物质、微量元素；另外，运动后肌肉产生乳酸，导致浑身肌肉酸胀，此时也可喝些苏打水，促使酸性体液排出。

2. 饮用苏打水的禁忌

苏打水虽好，但也不是人人都能喝的，下列人群不宜饮用苏打水。

（1）萎缩性胃炎患者不宜饮用

萎缩性胃炎等患者由于缺少胃泌素，胃酸分泌少，常常腹胀、嗳气、消化不良，故而此类人群不宜饮用苏打水。

（2）怕冷、虚寒体质者不宜饮用

怕冷、胃寒、虚寒体质者，有癌症遗传家族史者、体质较差者，体内不是偏酸性而是偏碱性，所以不宜饮用苏打水。

（3）素食主义者不宜饮用

经常吃素，以素食为主，很少或不吃动物性食物者，没有必要或不宜喝苏打水。

除此之外，在饮用苏打水时，还有一些注意事项：不宜过量饮用苏打水，健康人群每次可饮用200~300毫升，每天3~4次；苏打水不宜与其他碳酸饮料一起喝，以免过量摄入钠离子；食用碱性的食物时没有必要喝苏打水；食用酸性食物如酸奶等的同时不宜喝苏打水，以免阻碍营养吸收；消化不良时不宜喝；神经特别紧张，头晕脑胀时不宜喝，因为钠离子有兴奋神经的作用，还可引起血压升高。

3. 自己配制健康苏打水

天然苏打水在国内市场上比较少见，大多数是人工配制的，购买时须辨别真伪，不要被"天然"等噱头所迷惑，要认清品牌。购买人工配制的苏打水时要注意：看清 pH 值，7.5~8.5 之间的为佳；查看有无食品添加剂，所加的食品添加剂是否对自己的身体健康有影响；看清出厂日期和保质期；有无合格的卫生标志。

自己配制苏打水更加新鲜健康，方法如下：

材料：柠檬 1 只或食用柠檬粉 3~5 克，食用小苏打 1 克，冷开水或矿泉水 200~250 毫升，白糖 10~15 克。

配制方法：先将白糖放入水中搅拌溶解，不喜欢甜味或糖尿病患者可不加糖；将柠檬压汁，取 30~50 毫升柠檬汁放入水中搅匀，或直接加入柠檬粉搅匀；最后加入小苏打，起泡后即可饮用。喜欢起泡口感者小苏打可增加至 1.2 克，喜欢饮冷者可加入冰块后饮用，喜欢酸味者可适当多加一些柠檬。

自制的苏打水宜随冲随饮，因为苏打水较难保存，密封条件不好的话气泡易跑掉，影响口感。

（十一）常喝药茶真的好吗

我们发现以前只有在中药店才能买到的一些中药，现今在超市也随处可见了，有些茶铺也可买到。稍微驻足观看，说不定还有营业员热情地给你介绍这些药茶有清热解毒、活血化瘀、养颜美容等诸如此类的功效。菊花、金银花、玫瑰花、决明子、山楂等是药茶、花茶中最常见的品种，不少人听说它们有保健功效，就自行购买回家泡茶喝，也不管是否适合自己，每天应该用多少，用多长时间。

药茶是有药性的，有特定的适宜人群，不应人云亦云，盲目跟风，更不应自行滥用，而应该请中医师把关，辨证诊断后根据中医师的推荐使用。

1 菊花：体瘦之人慎用

菊花性微寒，味甘、苦，散风清热、平肝明目。用于风热感冒，头痛眩晕（特别是偏头痛），目赤肿痛，眼目昏花。

气虚胃寒、食少泄泻者慎服，因为菊花味苦性寒，苦寒败胃，胃寒者服用后会加重病情，不利于消化吸收，过量饮用还会引起虚寒性泄泻。一般认为，体瘦之人多有内脏器官下垂，体质偏寒性，怕冷，故不宜使用菊花。

2. 金银花：最怕长期用

金银花性寒，味甘，清热解毒、凉散风热。用于痈肿疔疮，喉痹，丹毒，热毒血痢，风热感冒，温病发热。

金银花有中药抗生素之称，有抗菌消炎的作用，在杀死有害菌的同时也会杀死有益菌，长期饮用会对肠道菌群造成影响，导致腹泻、消化不良等，所以金银花不适合长期饮用。夏日每天用 10 根左右泡茶喝有清凉解暑的效果。

3. 玫瑰花：每天五六朵

玫瑰花性温，味甘、微苦，行气解郁、和血、止痛。用于肝胃气痛，食少呕恶，月经不调，跌扑伤痛。

玫瑰花性较温和，可长期饮用，但不宜过量，每天五六朵，泡水饮用即可。

4. 西红花（藏红花）：消化道溃疡者慎用

西红花（藏红花）性平，味甘，活血化瘀、凉血解毒、解郁安神。用于经闭癥瘕，产后瘀阻，温毒发斑，忧郁痞闷，惊悸发狂。

每日用 0.01 ～ 0.03 克（建议用 5 根）西红花，沸水冲泡后代茶饮用，用于痛经、经来不畅及日常保健。有消化道溃疡出血、出血倾向（紫癜）、经期或血小板低下者慎用。

5. 决明子：长期饮用小心肠黑变

决明子性微寒，味甘、苦、咸，清热明目、润肠通便。用于目赤涩痛，羞明多泪，头痛眩晕，目暗不明，大便秘结。

决明子与大黄、芦荟、虎杖、番泻叶等通便类中药一样，都含有蒽醌类成分，若长期饮用，轻者导致肠道菌群失调，重者会发生肠黑变病，影响肠镜下对腺瘤性息肉和癌变的诊断。

6. 枸杞子：可长期少量食用

枸杞子性平，味甘，滋补肝肾、益精明目。用于虚劳精亏，腰膝酸痛，眩晕耳鸣，内热消渴，血虚萎黄，目昏不明。

枸杞子的鲜果维生素含量丰富，但不宜保存，干果虽然损失了部分维生素，但养肝明目的效果肯定，可长期少量食用，每天10粒左右泡水喝，最后将枸杞子吃掉。

7. 山楂：不用泡茶直接吃

山楂性微温，味酸、甘。具有消食健胃，行气散瘀的功效。焦山楂主要用于肉食积滞、脘胀满、泻痢腹痛等症，生山楂则用于瘀血经闭、产后瘀阻、心腹刺痛、疝气疼痛、高脂血症等。

现代研究认为，山楂具有降血脂的功效，对心血管疾病有很好的保健作用，但是，山楂对于心血管的有益成分主要是黄酮类，此类成分不易溶于水，泡茶饮用是泡不出来的，所以想要降脂应该直接食用。此外，胃酸分泌过多、消化性溃疡病患者不宜食用山楂，因为山楂有诱导胃酸分泌，促进胃动力的作用，故适合患有萎缩性胃炎而胃酸分泌不足的胃胀患者食用，可以起到开胃、助消化的作用。

8. 银杏叶：泡茶泡不出效果

银杏叶性平，味甘、苦、涩，敛肺、平喘、活血化瘀、止痛。用于肺虚咳喘，冠心病，心绞痛，高脂血症。临床上可用于治疗糖尿病、心脏病、抑郁症、脑缺血、脑功能障碍、脑伤后遗症、衰老，并改善缺氧时的脑能量代谢。

现代研究认为，银杏叶可抑制血小板聚集而抗血栓形成，还能降低血清胆固醇，能改变血液流变学，降低全血黏稠度，扩张血管，增加血流，特别是增加冠状动脉血流，改善脑及周边血液循环、脑部营养及记忆功能，促进脑细胞代谢，解除平滑肌痉挛，松弛气管。在心脑血管疾病中银杏叶被广泛应用，但其有效成分黄酮类和内酯难溶于水，所以银杏叶泡茶饮用时其有效成分就得不到充分利用。银杏叶含有毒性成分白果酸、氢氰酸等，可致过敏、致突变、升高转氨酶，这些成分反而容易溶于水。

不要以为小小的花花草草只有保健作用，都有益于健康，没什么副作用，这是一个误区，其健康隐患不容小觑。药茶作为中药，不是所有人都可以饮用的，一定要在中医师的辨证指导下有选择地服用。

（十二）秋天的茄子真的有毒吗

进入秋季以后，有的茄子食用时口味会有所改变，表现在肉质较为僵硬，味道有点苦涩，而在民间也有"秋天的茄子有毒，吃不得"的说法。这种说法到底有没有科学依据呢？

茄子，江浙人称为六蔬，又名昆仑瓜，广东人称为矮瓜，其肉质柔软，营养丰富，易于消化吸收，因而深受人们的喜爱，是老幼皆宜的大众化蔬菜。据记载，茄子的花、蒂、茎、根、果实和种子均有一定的药用价值。

1. 茄子有助于防治心脑血管病

茄子的营养丰富，含有蛋白质、脂肪、碳水化合物、维生素等多种营养成分。特别是维生素P（芦丁）的含量很高，每100克中即含维生素P 750毫克。茄子还含有磷、钙、钾等微量元素和胆碱、胡芦巴碱、水苏碱、龙葵碱等多种生物碱。

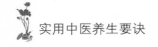
（1）保护心血管

茄子含丰富的维生素 P，这种物质能增强人体细胞间的黏着力，增强毛细血管的弹性，减低毛细血管的脆性及渗透性，防止微血管破裂出血，使心血管保持正常的功能，防止硬化和破裂，所以经常吃些茄子，有助于防治高血压、冠心病和动脉硬化。此外，茄子还有防治坏血病及促进伤口愈合的功效，可防治出血性紫癜。

（2）增强免疫力

茄子含有多种植物化学物，能抑制某些致癌物质对人体的损害，有利于预防某些肿瘤。

（3）抗氧化

茄子含有维生素 E，有利于防止体内脂质过氧化，常吃茄子有利于调节血脂，对延缓人体衰老具有积极的意义。

2. 秋天的茄子没有毒

茄子是喜温作物，较耐高温，结果的适宜温度为 25℃～30℃，对光周期长短的反应不敏感，只要温度适宜，从春到秋都能开花、结果。我国传统医学认为，茄子性味甘寒，无毒，具有散血瘀、消肿止痛、治疗寒热、祛风通络、止血等功效。所以夏天食用，有助于清热解暑，对于容易长痱子、生疮疖的人，尤为适宜。

农谚有"秋败茄子似毒药"之说，主要是因为受气候变化的影响及环境的影响，有的茄子可能有一种苦涩的味道，且肉质僵硬，民间就认为是产生了毒素的缘故。其实不然，秋茄并没有毒。虽然老茄子，特别是秋后的老茄子含有较多的茄碱，对人体健康不利，不宜多吃，但如果种植条件好，土壤不受气候影响，秋天的茄子还是可以跟夏天的茄子一样保证营养和口味的。

3. 怎样吃茄子更营养、健康

茄子的种类繁多，有紫茄、绿茄、奶白茄、长茄、圆茄，其中以长条的紫茄口味最好，而且紫茄中维生素 C 和胡萝卜素的含量比绿茄高，但长茄的维生素 E 含量没有圆茄高。

茄子的吃法，荤素皆宜。既可炒、烧、蒸、煮，也可油炸、凉拌、做汤，都能烹调出美味可口的菜肴。茄子外裹淀粉后软炸一下吃或用烤箱烤一下，可最大限度地保证营养成分不受破坏。新鲜的品质好的茄子以蒸熟拌食为佳，另外也可拌上调味酱后蒸着吃。

茄子切成块或片后，由于氧化作用会很快由白变褐，而且茄子遇热也极易氧化，如果烹调前先在茄子外面裹上一层淀粉，再放入热油锅中稍炸，则不易氧化。直接油炸茄子会造成维生素 P 大量损失，挂糊上浆后炸制能减少损失。

（十三）老火靓汤更有营养吗

煲汤补身体是中国食疗养生的一大传统，不少人认为营养都在汤里，更有甚者"饮汤弃渣"。其实，这是饮食营养中常见的一个误区，而且，老火靓汤不是人人都能喝的。

经常会有患者或家属询问："医生，汤有营养，我们要不要多喝点汤？"一些恢复期的患者胃纳不佳，也常会以汤代替所有饮食，甚至"饮汤弃渣"。其实，这种观点缺乏充分的科学依据，喝汤也有讲究，营养并不都在汤水中，更不是所有患者都适合大量饮汤的。

1. 鸡汤营养不如鸡

对于产妇、乳母或是大病初愈的患者，都喜欢喝点鸡汤来滋补。这未尝不可。汤含有一定的营养，如含有丰富的维生素 B_1，且含有较多的水分，容易消化，但"饮汤弃渣"的做法却不可取。因为即便是细熬慢炖，营养也不可能完全溶解于汤中。如鸡肉中的蛋白质遇热即凝固变性，而变性后的蛋白质不溶于水，而是保留于煮熟的食物中。一般来说，汤中的蛋白质含量还不到食材蛋白质含量的 10%。因此，在饮汤的时候，也应该同时吃些炖烂的鸡肉，既容易消化也易于营养的均衡吸收，这样才是有效的滋补方式。

2. 痛风患者不宜喝老火靓汤

经常饮用慢火熬制的老火靓汤，也曾被认为是养身之道的一种。长时间煲制出来的汤，味道鲜美，这是因为动物性食物中的低分子含氮化合物（如肌酸、肌酐、嘌呤碱及少量氨基酸）溶于汤内，但是汤中的嘌呤含量过高，长期饮用易导致痛风的发作，故对于高尿酸血症或痛风患者并不适宜。除此之外，汤中还含有较多的脂肪，因此，对高脂血症和心血管疾病患者来说，大量饮用也对身体有害。长时间熬制，还会导致较多的草酸析出，对慢性肾结石的患者不利。

所以，有选择地煲汤，才能真正达到滋补养身的目的。

（十四）吃啥补啥科学吗

"吃啥补啥"是中国传统食疗的一大经典观点，因此，动物身上的各种内脏都被用来作为补益之品。但是近年来随着人们生活水平的提高，高脂血症、糖尿病、冠心病、高血压等"富贵病"患者越来越多，往往这些人都会被告知不能吃动物内脏。

肥肠、腰花、肺片、肚子、猪肝、鸭肫、鸡心……动物内脏在动物性食物中占有一席之地。从食物品种的角度讲，肉类是指来源于热血动物且适合人类食用的所有部分的总称，不仅包括动物的骨骼肌肉，还包括许多可食用的脏器组织，如心、肝、肾、胃、肠、肺、舌、脑等。

动物内脏的营养丰富，但特定人群不能吃。

1. 动物内脏低脂肪、高胆固醇

在一些经典的食疗药膳中，经常用猪肺来补肺，用猪肾来补肾。

动物内脏中的蛋白质、维生素、微量元素、矿物质的含量都比较丰富，维生素中尤其以B族维生素及维生素A、维生素E等脂溶性维生素的含量为多。

一般来说，心、肝、肾、肚（胃）等内脏器官的蛋白质含量较高，约占17%，脂肪含量较少，约占10%；而单纯的肉类蛋白质含量约占

16%，脂肪含量约占20%。动物内脏虽然比单纯的动物肉类脂肪含量要少，但是胆固醇的含量却比一般的肉类要高，因此要合理食用。

2. "三高"人群不能吃动物内脏

动物内脏虽然脂肪含量不高，但胆固醇的含量却比一般的肉类要高，胆固醇属于类脂，是动脉粥样硬化的重要危险因子，与动脉内的血栓形成密切相关，而动脉粥样硬化又是罹患各种心脑血管疾病的基础及危险因素。所以，高血压、高血脂、高血糖等"三高"人群，常被医生告诫不能吃动物的内脏，与此相关的高黏血症、冠心病、脑梗死、动脉粥样硬化等患者也不宜过多食用动物内脏。

同样被列为"富贵病"的痛风患者，是否能吃动物内脏呢？我们认为，痛风患者的饮食需要控制的是嘌呤的摄入量，动物内脏在烹调的过程中都会水煮，嘌呤溶解于水后被丢弃，内脏中嘌呤的含量就下降了，所以痛风患者是可以少量食用动物内脏的。

3. 怎样健康吃动物内脏

曾有媒体报道过食用猪肝等动物内脏导致中毒的事件，动物内脏怎样吃才能保证健康、不失营养呢？

（1）烹饪时搭配蔬菜

动物内脏虽然营养丰富，但毕竟是动物性食物，不宜过量食用。在烹饪动物内脏时可与新鲜的绿叶类蔬菜搭配，如青椒、茭白、萝卜、胡萝卜、冬笋等，以减少摄入量，从总量上控制胆固醇的摄入。

（2）选择可靠的动物内脏产品

食入动物内脏之所以导致中毒，主要是因为一些不法商贩在饲养的过程中喂饲或注射了瘦肉精及抗生素、激素等化学物质或药物。其中，瘦肉精的化学名是盐酸克伦特罗，国家禁止使用。这些化学物质或药物主要在肝脏中代谢，肾脏、心脏中也会残留，食用后会对人体健康带来不利的影响。此外，动物的内脏还容易残留铅、锌、汞等金属物质，摄入过量也会慢性中毒。所以，购买动物内脏时，一定要选择符合食品安

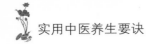

全规定的、标明无公害的进行购买。

（3）不要食用动物腺体

淋巴结、甲状腺、肾上腺、腔上囊（鸡屁股、鸭屁股）等动物的腺体器官是不能食用的，因为其中含有大量的代谢产物，有毒物质较多，还可能含有致癌物。

动物内脏虽然胆固醇含量较高，但同时也含有丰富的营养，因此不必谈虎色变，没有心脑血管疾病者是可以适量食用的，关键是要了解健康的食用方法和注意事项。

（十五）肉皮、蹄膀养颜是真的吗

肥腻的猪皮、香脆的鸭皮都是美味佳肴。有人说"吃皮补皮"，因此肉皮有养颜美容的功效。还有人说蹄膀富含胶原蛋白，常吃可以美容抗衰老。这些说法是否属实呢？

我们在食用鸡、鸭、猪、羊等禽畜类食物时，除了吃肉外还会吃皮，肉类的主要营养是蛋白质，那么肉皮中又有哪些营养呢？

1. 脂肪多于蛋白质

猪皮和羊皮的主要营养成分是脂肪和蛋白质，其中蛋白质占20%~26%，脂肪占30%~40%，碳水化合物占15%~20%，此外还含有丰富的脂溶性维生素和矿物质，以及少量水溶性维生素。肉皮中的胆固醇含量较高，每100克肉皮中的胆固醇含量超过300毫克。可见，肉皮中含量最多的还是脂肪，鸡皮、鸭皮中的脂肪含量更高。

2. 胶原蛋白的五大功效

肉皮、蹄膀美容养颜的说法，主要是指其中富含胶原蛋白。确实，肉皮、蹄膀的蛋白质种类以胶原蛋白为主，占蛋白质总含量的80%~90%。胶原蛋白具有亲水性，人体组织中缺乏胶原蛋白，藏水能力就会下降，因此，在人体众多组织器官中扮演着重要的角色。

皮肤：人的皮肤组织中70%是胶原蛋白。胶原蛋白具有保护皮肤，使之具有弹性的作用。

骨骼：骨骼的主要组成成分除了钙之外，还有胶原蛋白，占 20% 左右。如果胶原蛋白流失，钙含量也会下降。

眼睛：角膜的主要成分也是胶原蛋白。胶原蛋白具有保持角膜透明度的作用。

细胞：细胞与细胞之间靠胶原蛋白来相互粘合，所以胶原蛋白是细胞的骨架。

器官：人体的器官都含有胶原蛋白成分，胶原蛋白可保护和强化器官的功能。

正常情况下，人体并不缺乏胶原蛋白，但是胶原蛋白不够的话，就会加速人体的衰老，所以适当地补充胶原蛋白可起到保养的作用，并可延缓衰老。这就是我们平时所说的肉皮具有养颜美容功效的原因。

3. 怎样吃肉皮更健康

肉皮、蹄膀的吃法以煮食为佳，但吃肉皮的时候应该刮掉皮下的脂肪层，以免脂肪摄入过多。而鸡皮和鸭皮在与鸡肉、鸭肉一起烹饪后，最好不要吃。

除了直接煮食之外，肉皮还可以做成肉皮冻，也不失为一道美味佳肴。做法如下：将肉皮洗干净，在水里焯一下，取出，去掉皮下的肥肉，然后切成丁块，再加适量温水煮沸，加入葱、姜、酒等调料，小火熬煮2 小时，然后倒出放在平盘中冷却，夏天可放入冰箱中冷却，逐渐变成肉冻后就可食用。

除了肉皮之外，动物的韧带（如蹄筋、瘦肉筋）、骨骼、骨关节中也含有胶原蛋白。我们在煮骨头汤时，胶原蛋白就会溶解于汤中，蹄膀汤更是集肉皮、蹄筋、骨骼于一体，胶原蛋白的含量更多，也因此被推为"养颜美容"菜之首。

但是，前面也讲到过，骨头汤中的脂肪含量也较高，尤其是胆固醇含量更高，所以高血压、高脂血症、冠心病等患者要适量吃，不要因摄入过多而导致血脂升高。

（十六）食品添加剂都不能吃吗

近年来，关于食品添加剂的新闻频繁出现在电视、广播和报刊杂志上，染色馒头、牛肉膏、墨汁石蜡染制的粉条、毒豆芽、染色紫菜……诸多与添加剂相关的事件相继被报道。一时间，民众对食品添加剂谈虎色变，不少人开始困惑，还有哪些食品是安全的？哪些食品是没有添加剂的？

事实上，食品添加剂本身没有罪，错在非法添加和滥用。

1. 我们的饮食已离不开食品添加剂

食品添加剂是指用于改善食品品质、延长食品保存期、便于食品加工和增加食品营养成分的一类化学合成的或天然的物质。目前，我国的食品添加剂有 23 个类别，2000 多个品种，包括酸度调节剂、抗结剂、消泡剂、抗氧化剂、漂白剂、膨松剂、着色剂、护色剂、酶制剂、增味剂、营养强化剂、防腐剂、甜味剂、增稠剂、香料等。食品添加剂无处不在，我们平时生活中每天要用到的油、盐、酱、醋中都含有食品添加剂，适量食用对身体健康并没有影响。我们现在的生活已经离不开食品添加剂了，如果想要完全拒绝食品添加剂，那么我们的生活将难以想象。

2. 提高健康意识，学会健康消费

当前，在食品生产经营中违法添加非食用物质和滥用食品添加剂已成为影响中国食品安全的突出问题，近些年来发生和查处的几起案件均与此有关。虽然有关部门已经着手加强这方面的立法和管理工作，但还是存在某些违法添加的物质无法被检测出来的问题，所以民众应该提高健康意识，学会健康消费，加强自我保护。在购买食品时要牢记以下三点。

（1）一定要看食品标签

正规的食品都有食品标签，购买之前一定要查看食品标签，一方面可以发现食品是否正规，另一方面也可了解食品中的添加剂成分是否对自己的健康有影响。

比如反式脂肪酸在食品标签中常常以"氢化植物油""植物黄油""奶油"等字样出现，心脑血管疾病患者就不宜食用含有反式脂肪酸的食物，当然健康人群也不宜多吃。

再如婴幼儿食品中不应添加人工色素，所以在购买时如果看到有"人工色素"字样就不要买给孩子吃，如果添加的是天然色素则可食用。

（2）加工食品要进行价格换算

购买加工食品时，要多个心眼，不要一味贪图便宜，应该自己进行价格换算，推算加工食品是否添加了其他物质。比如4~5斤瘦猪肉可以加工成1斤肉松，那么1斤肉松的价格就不会低于4~5斤瘦猪肉的价格，如果大大低于这个价格，那么肯定添加了其他成分。

（3）购买正规食品

购买食品一定要在正规商店购买正规品牌的产品，这样安全系数相对要高一些。很多小作坊生产出来的食品往往卫生不过关，违法添加或滥用添加剂的现象更为严重。

还要提醒大家的是，除了要购买安全食品外，还要注意少食用深加工的食品。加工食品难免会添加多种食品添加剂，经常大量食用，会对健康产生一定的影响。所以，平时尽量多食用新鲜的、原始的、少加工的食物。自己家里烹调食物也尽量以清淡为主，口味过重对健康不好，而且食品添加剂也会摄入过多。

（十七）芹菜降压靠谱吗

随着高血压患者的日益增多，芹菜降压之说也被众口相传，芹菜真的有降血压的作用吗？究竟是菜秆、菜叶还是菜根降血压呢？所有品种的芹菜都能降血压吗？

芹菜因具有特殊的香味，与香菜、芥菜并称"菜中三怪"，属药食两用之品。中医食疗学认为，芹菜具有清热利尿、清肠通便、镇惊安神、补血的功效，主治高血压，头痛、头晕、暴热烦渴、黄疸、水肿、小便热涩不利、妇女月经不调、赤白带下、瘰疬、疟腮等病症。

1. 芹菜叶营养甚于菜秆

中国的芹菜有旱芹和水芹两种，近些年来市场上又出现了从国外引进的西芹，但西芹的味淡，相比旱芹和水芹，药用价值差一点。由于芹菜叶有苦味，我们平时吃芹菜的时候往往选择只吃菜秆部分，其实味苦、香味更浓的菜叶的营养价值和药用价值高于菜秆。

芹菜含有丰富的维生素和矿物质。菜叶的蛋白质含量高出菜秆1倍，维生素A高出8倍，维生素E高出2倍，B族维生素高出3~4倍，锌、硒高出4~5倍，铁高出5倍。

2. 降压之外更能补血

芹菜中含有一种特定的化学成分丁基苯酞，具有镇静安神的作用。高血压是由于血管平滑肌紧张引起的，而丁基苯酞具有松解血管平滑肌和抑制血管平滑肌紧张的作用，从而起到降压的效果。

研究证明，芹菜含酸性的降压成分，对兔、犬静脉注射有明显的降压作用；血管灌流可使血管扩张；用主动脉弓灌流法，能对抗烟碱、山梗茶碱引起的升压反应，并可引起降压。

芹菜对于原发性高血压、妊娠期高血压及肥胖型高血压均有效。常吃芹菜，尤其是吃芹菜叶，对预防高血压、动脉硬化等都十分有益，并有辅助治疗的作用。

芹菜的降压作用已有很多人知晓，但芹菜的补血作用却鲜为人知。每100克芹菜中含铁8.5毫克，比一般的蔬菜高得多；而我们平常熟知的具有补血作用的菠菜，每100克含铁也只有1.8毫克。可见，对于缺铁性贫血，芹菜的补血作用明显高于菠菜。

3. 吃芹菜的宜忌

芹菜虽具有药用价值，但毕竟不是药，所以芹菜降压只能作为辅助治疗的手段，而不能代替降压药物。

芹菜的吃法很多，炒食、凉拌、做汤、煮粥均可。对于高血压患者，建议取 200 克新鲜芹菜，洗净后榨汁饮用，每天 1 次。食疗要持之以恒，同时密切观察血压的情况，根据具体变化随时调整用药，使食疗和药疗能够紧密地配合起来。

需要注意的是，芹菜味苦、涩，性寒，胃不好的人群不宜多吃，如胃溃疡、腹泻、肠炎（尤其是溃疡性结肠炎）患者。此外，芹菜是粗纤维食物，且粗纤维含量高，故肝硬化造成的食道静脉曲张患者也不宜食用，以免引起食道静脉破裂出血。

（十八）鸽子比鸡更补吗

食补是老百姓喜闻乐见的方式，而鸡和鸽子是传统补益食材中最常见也是最普遍的。民间认为鸽子比鸡更补，这是真的吗？

民间有"一鸽胜九鸡"的说法，而事实上，从营养学的角度来说，鸽子和鸡的营养价值相差不大。

1. 鸡肉与鸽子肉的营养 PK

从营养成分来说，鸡肉和鸽子肉都富含蛋白质、脂肪、碳水化合物及维生素 A、E、B 族等各类维生素和钙、铁、铜等矿物质，但是各种营养成分的含量比例略有差异。以草鸡和散养的鸽子为例，每 100 克鸡肉约含蛋白质 20.3 克，脂肪 16.8 克；而每 100 克鸽子肉约含蛋白质 16.5 克，脂肪 14.2 克。可见，从补充蛋白质的角度来说，鸡肉比鸽子肉更有营养。但是，从维生素和矿物质的含量来看，鸽子肉又高于鸡肉。鸽子肉含维生素 A、维生素 E、维生素 B_2、核黄素、泛酸、赖氨基酸较多，抗氧化、抗衰老的物质也比鸡肉多。可见，两者的营养成分含量略有差异，食补时可以根据个人的体质和营养需求来选择。

2. 鸡肉与鸽子肉的功效 PK

除了现代营养学对食物营养成分的分析之外，中医对食物的四气五味及功效也有一套自己的理论。中医认为，鸡肉性温，有温中益气、补虚填精、健脾胃、活血络、强筋骨的功效，适合老年人、体弱者补虚之用。而鸽子肉性平，有滋补益气、祛风解毒的功效，适合老年人、手术后患者、孕妇、女性病后体弱、血虚闭经者、记忆力减退的儿童等滋补之用等。

3. 鸡蛋与鸽子蛋的营养 PK

我们比较了鸡肉与鸽子肉的营养价值，那么鸡蛋与鸽子蛋是否也有同样的差异呢？确实，鸡蛋的蛋白质、脂肪含量要高于鸽子蛋，但是鸽子蛋的蛋黄中含有的矿物质、维生素，如维生素 A、D、E、B_1、B_2 及卵磷脂等营养成分要高于鸡蛋黄。

4. 鸡与鸽子的加工和烹饪方法不同

食用鸡肉和鸽子肉时，其加工和烹饪方法也是有差异的：鸡宰杀之后要将鸡血放干净后再烹饪，否则鸡汤会有腥味；而鸽子一般采用闷死的方法，且不用放血。

鸡肉的烹饪方式比较多，而鸽子的烹饪方式以炖汤为佳，连汤一起食用，可充分摄取其中的维生素和矿物质。但是，不管是鸡还是鸽子，最好都用焖、炖的方式起到滋补的作用。

此外，鸡和鸽子的颈部淋巴结、屁股上的腔上囊都不能吃；对于快速饲养的肉鸡、肉鸽，其肝、心等内脏也不宜食用；3~5 年的老鸡，其内脏也不宜吃，以免不小心摄取了有毒有害物质。

（十九）人造丸子能吃吗

每到冬季气温下降后，火锅就开始盛行，超市里的各种丸子也开始热卖。细心的消费者可能会发现，有些肉丸并不是用肉做的，蟹肉棒中也没有蟹肉，经常吃这样的丸子，会不会吃出问题呢？

加工食品中，有一类食品叫作仿生食品，就是用人工原料制作成类似天然食品口味的新型食品。仿生食品从外形和口味上模仿天然食品，价格相对低廉，如仿真发菜、仿真鱼翅、仿生鱼子、人造海参、仿生肉制品等。吃火锅时常见的肉丸、鱼丸、虾丸、蟹肉棒，甚至还有人造的肉干、虾仁、蟹钳肉、干贝等，都可能是仿生食品。

那么，这些仿生食品或者说人造食品，能不能吃呢？对健康有没有害处呢？

1. 仿生食品可以吃

目前，食品工业中应用最多的仿生食品就是仿生海洋食品和仿生肉制品。仿生海洋食品是以价格相对低廉的鱼类或者虾作为原料，加入大豆蛋白、鸡蛋清、魔芋粉、淀粉等辅料，进一步加工成风味和口感都与海洋食品极其相似的食品。而仿生肉制品是以大豆蛋白粉和淀粉按比例混合，添加适量的辅料，然后挤压成型的类似肉类的产品。

如果这些仿生的食品是符合国家法律法规的规定加工而成的，那就是安全可食用的，适量吃一点，并无大碍。但是，在购买此类食品时，应详加辨别仿生食品的安全性。

2. 特殊人群要"明白饮食"

仿生食品虽然对身体没有危害，但是由于其营养成分完全不同于天然食品，或者营养价值有限，在不知情的情况下食用，也有可能带来一些问题。比如，肾病患者的饮食需要限制植物蛋白时，若将仿生肉丸当作天然肉丸来吃，导致优质蛋白质没吃到，却吃了不少植物蛋白质，就可能影响病情。对于过敏体质的人群，更要仔细查看这些食品的成分表，看看其中是否添加了容易引起过敏的物质。而且，仿生食品毕竟是特殊加工食品，添加剂成分明显多于天然食品，所以不宜多吃。

可能有些人认为，既然肉丸中没有肉，如果想要减肥、防"三高"，不是正好吗？人造肉丸虽然没有真正的肉丸所具备的动物蛋白和动物脂肪，但热量有可能比天然食品高，而且换成了植物蛋白和植物脂肪，甚至是人造脂肪，再加上糖、盐及某些特殊的添加剂成分，对心脑血管疾病患者来说，未必比真正的肉类好。从中医养生的角度来讲，天然的总

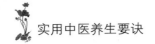

比人造的好，越接近大自然，生态越易平衡。

我们平时购物，要强调"明白消费"，其实饮食也是如此。我们要清楚地了解自己应该吃些什么，不该吃些什么，究竟吃了些什么。"明白饮食"，才能做到真正的营养均衡、搭配合理。

（二十）骨头汤真的能补钙吗

俗话说，"吃什么补什么"。若平时经常腰酸背痛、关节疼痛，老百姓想当然地会认为喝骨头汤一定能"补骨头"。其实不然，"喝骨头汤补骨头"一说缺乏科学依据。

1. 骨头汤含钙微乎其微

传统的观点认为"吃啥补啥"，因此骨折或缺钙的患者，经常会喝很多骨头汤来帮助补钙。骨头中的营养是很难被人体吸收的，一般的烹饪方式难以将其中的营养物质溶解在汤中，而人又难以咀嚼和吞咽骨头，即便是软骨嚼碎后吞咽下去也存在能不能吸收的问题。

其实，经过检测证明，骨头汤中的钙含量微乎其微。因为动物骨骼中所含的钙质并不易溶解于汤中，相反，白花花的骨头汤中，含量多的是动物脂肪。所以大量饮用骨头汤，不但不能达到补钙的疗效，还会增加脂肪的摄入。如果想通过食疗补钙，应该增加牛奶或奶制品的摄入，因为乳制品含钙量丰富且更易于被人体吸收。

2. "补骨头"未必要喝骨头汤

那么，中医是怎样"补骨头"的呢？

中医认为，肾主骨、生髓，指的就是肾之精气具有促进机体生长发育的功能。肾藏精，精生髓，髓藏于骨腔之中，髓养骨，促其生长发育。因此，肾－精－髓－骨组成一个系统，紧密相连。肾精充足，髓化生有源，骨质得养，则发育旺盛，骨质致密，坚固有力。反之，如肾精亏虚，骨髓化生无源，骨骼失其滋养，则在小儿，就会骨骼发育不良或生长迟缓，骨软无力，囟门迟闭等；在成人，则可见腰膝酸软，步履蹒跚，甚则脚痿不能行动；在老年，则骨质脆弱，易于骨折等。

所以，要补骨首先就要补肾，补肾才是补骨的基本。当然，中医所说的"肾"，并不是西医所指的泌尿器官"肾脏"，而是人体生殖机能的总称。

3. 药食双补

骨关节炎以老年患者多见。老年人通常正气亏虚，肝肾不足，生理机能下降，所以，中药进补应以补益肝肾、疏通经络、调和气血为原则，饮食营养方面应增加钙质和蛋白质的摄入，增强机体免疫力，改善关节功能。

（1）药材进补

补骨脂、仙灵脾、龟板、鹿角等中药具有补肾健骨的作用，可用于气虚偏寒体质的老年人。另外，冬季还可以进补一些参类，但平素火旺者不宜吃参类，以免上火。药材进补最好咨询专科中医师，根据患者的具体病情辨证选药。

（2）饮食进补

补充钙质：牛奶因富含钙质，是补钙的首选食品。此外，豆腐和豆豉等大豆制品富含大豆异黄酮、维生素 E 和钙，除了能保护心血管外，其强健骨骼的作用也可以跟牛奶相媲美。

补充蛋白质：牛肉、羊肉、黄鳝等富含动物蛋白的食物，也有强健筋骨的作用，尤其是富含胶原蛋白的食物，如猪脚、猪皮、甲鱼等，对关节的保养很有好处。

多食富含维生素 D 的食物：钙的吸收离不开维生素 D，平时应多吃海产鱼类、动物肝脏、蛋类、瘦肉、坚果等。保证每天都吃一些富含维生素的食物，如玉米、小麦、亚麻子、稻米麸、燕麦麸等。

多食含硫的食物：如干酪、蛋类、鱼、谷类、谷物制品、豆类、肉类、坚果类和家禽等。因为骨骼、软骨和结缔组织的修补与重建都要以硫为原料，同时硫也有助于钙的吸收。

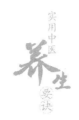

第四章

起居养生

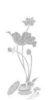

我们平时讲到养生，最关心的就是吃什么可以补身体？怎样锻炼身体？事实上，日常生活起居的各种细节也处处透露出养生的智慧，包括日常生活作息、个人卫生习惯、居住环境、家居用品的使用等。

一、什么是健康的生活方式

世界卫生组织对影响健康的因素总结为：健康 =60% 生活方式 +15% 遗传因素 +10% 社会因素 +8% 医疗因素 +7% 气候因素。可见，健康的生活方式是决定健康的最重要因素。

说起健康的生活方式，对于关注健康的人来说，肯定能侃侃而谈。即便平时对健康不太关注的人，恐怕也能子丑寅卯地说上几句。例如睡眠啊、饮食啊、锻炼啊之类的，无外乎这些内容。确实，这些都是健康生活方式的几个重要组成部分，但健康生活方式的内容远不止这些，它包括日常生活的方方面面。除了上述的饮食、运动、睡眠之外，还有心理、作息、穿着、洗浴、居住环境、工作、学习、出行等，各个细节都可能与健康相关。比如，鞋子的选择、工作时的坐姿、洗浴的方法等，都是生活方式所涵盖的内容。

世界卫生组织提出的健康四大基石为：合理膳食、适量运动、戒烟限酒、心理平衡。

提倡健康的生活方式，其实与中医养生防病、治未病的理念是一致的。中医养生最基本的内容就是从生活起居开始的，包括作息、睡眠、居室环境、生活习惯等。

起居养生是指人们在日常生活起居中，应当遵循的养生原则和有助于增进人体健康与长寿的养生方法。

二、怎样有个好睡眠

睡眠对于健康的重要性不言而喻。人的一生有三分之一的时间是在睡眠中度过的。不会休息的人也不会工作，只有保证充足的睡眠时间，人们才能精神饱满地进行自己的工作、学习、娱乐、运动等。

睡眠是人类自身对脑和整个神经系统的有效调节。如果睡眠不足，不但白天没有精神，人的内分泌调节机制也会受到影响，导致植物神经功能紊乱，全身各系统功能受到影响。如，经常熬夜者会出现血压升高，肝功能受损，心脏超负荷运作，胃肠功能紊乱，神经系统调节功能下降。此时，有些人会表现为脸上长痤疮、面色暗黄，有些人会出现高血压、冠心病，有些人发生脂肪肝、肝炎、胃炎，有些人出现记忆力下降、健忘、注意力不能集中，女性可能会出现月经紊乱，男性可能会出现早泄、阳痿等。

有句话为"药补不如食补"，相信大家都知道，但还有一句话是"食补不如睡补"，恐怕很少有人知道。古人又称睡眠为"眠食"，并有"养生之道，莫大于眠食"的说法。可见，睡眠对养生来说是多么重要，充足的睡眠是最好的"补药"，可以延缓衰老。

1. 睡得越多越好吗

坊间有"睡美容觉"一说，指的是睡眠有养颜的作用。那么，是不是睡得越多越好呢？

科学研究发现，睡眠时间超过 8 小时或少于 6 小时的人群，平均寿命低于睡 6~7 小时的人群。可见，睡眠时间过长与睡眠不足的危害是同样的。另有研究发现，在睡眠时间足够的情况下继续睡（赖床），人体就会释放某种毒素，危害健康。

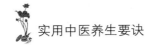

2. 睡不够是怎么回事

睡眠不足有损健康，而睡眠过多同样也不利于健康。那么，是不是只要保证每天 6~7 小时的睡眠时间，就是健康睡眠了呢？

那也不一定。有些人虽然每天睡 6～7 小时，甚至 8 小时，但是，白天仍然感觉困倦，时不时地打哈欠，一副没睡醒的样子。这类人群即使给他们 10 小时的睡眠时间，也还是觉得没睡够。实际上，这不是睡眠时间长短的问题，而是睡眠质量的问题。这类人长时间处于浅睡眠状态，大脑神经系统没有得到很好的休息，即使睡再长的时间也觉得没睡够。

还有一类特殊的人群，晚上睡觉时鼾声如雷，有时候会突然出现鼾声暂停，甚至呼吸暂停的现象，持续几秒或十几秒，这种情况医学上称之为"睡眠呼吸暂停综合征"。由于呼吸暂停的间歇，大脑缺氧、缺血，长此以往，就会损伤脑组织，而且还会损伤心脑血管系统，不但白天会有睡不醒的现象，还会出现高血压、冠心病、脑血管病的危险。

3. 做梦会影响睡眠质量吗

这是人们经常会问到的一个问题。夜间睡眠时，梦境一个接着一个，仿佛一晚上都在做梦，感觉大脑得不到休息。这样是否会影响睡眠质量呢？

其实，这个问题要分两种情况来看待。

第一种情况，虽然晚上睡觉时会做梦，但是第二天醒来后精神状态良好，工作学习不受任何影响。那么，这种做梦是生理性的，是正常现象，既不影响睡眠质量，对健康也没有影响。

第二种情况，晚上梦魇不断，有时甚至会惊醒而睡不着；或者睡眠经常被打断，一个晚上要醒好几回；或者半梦半醒，能听到周围环境中的响声。有些人虽然不会半夜醒来，但白天精神状态较差，困倦，打哈欠，打瞌睡等，明显影响到正常的工作与学习。这种做梦就是有问题的。

俗话说："日有所思，夜有所梦。"人有喜、怒、忧、思、悲、恐、惊七情，如果出现变化或异常，尤其是情绪波动强烈时，就可能导致梦症。其中，以思、忧、惊、恐导致多梦者居多。比如，半夜做噩梦吓醒，多是因为生活中有忧虑、害怕、惊恐的事情，可能是工作压力大、人际交往不顺利、家庭矛盾等，造成了一定的心理负担。有些人还会在梦中哭泣、歇斯底里，甚至梦游、手舞足蹈、出现暴力行为等，这已经是一种病态，应当及时就医。当然，除了心理因素外，还有其他诸如生理性疾病或者外界环境因素的影响，导致人体气血阴阳失调，也可能使人睡眠不安，诱发梦魇。

总之，当做梦影响身心健康的时候，就应该及时治疗，并配合心理疏导。

4. 怎样有个好睡眠

健康的睡眠，不仅要保证足够的睡眠时间，还要有良好的睡眠质量。那么，怎样才能有个好睡眠呢？

第一，要养成良好的作息规律。一般晚上10点左右上床睡觉，年轻人可能会晚一些，年纪大的人往往会早一点。所以，可以根据每个人的具体情况和作息习惯来调整，保证足够的睡眠时间，并形成相对固定的规律。这样，生物钟就不会紊乱，也不易出现失眠等睡眠障碍的问题。

第二，要有一个良好的睡眠环境。居室的温度、湿度要适宜，空气要清新，周围要安静，睡前要关灯。如果睡眠环境令人不舒服，就会影响睡眠质量。

第三，选择合适的睡具。床垫应软硬适中，被褥松软透气，枕头高低软硬以感觉舒适为度。

第四，晚餐要合理。晚餐时间不宜太晚，睡前2小时最好不要再吃东西。中医有"胃不和则卧不安"的说法，故晚餐不能吃得过饱，腹中饱胀会影响睡眠质量。

第五，睡前采取科学的助眠措施，可提高睡眠质量。对于睡眠不安稳的人群，睡前不妨采取一些帮助睡眠的措施。如睡前2小时喝杯牛奶、热水泡脚、足底穴位按摩，睡前忌喝浓茶、咖啡等。

第六，睡眠姿势要科学。"站如松，坐如钟，卧如弓"。正确的睡觉姿势应该是右侧卧位，微曲双腿。这个姿势，使心脏处于高位，不会受到压迫；肝脏处于低位，有利于血液回流，符合中医"肝藏血"的理论，有助于养肝；并有利于胃内容物向十二指肠推进，有利于消化吸收。当然，我们也不可能一整夜都保持同一个姿势不变，不断地变换姿势更有利于解除疲劳。

三、健康家居环境的几个要素

起居养生当然离不开家居环境，其实这是很多人都容易忽视的养生的环节之一。在日常生活中，因家居环境不健康而诱发的病例也不少。

近年来，有不少媒体报道，由于新装修的房子、新购置的家具甲醛超标，从而诱发胸闷、头晕、刺激性咳嗽、哮喘、白血病等。虽然，目前没有足够的证据证明那些患者的发病是因装修污染造成，但也不能排除其相关性。而且，也确实有科学实验证明，装修污染带来的很多有毒有害气体是具有致癌作用的。

以前居住在潮湿山洞里的人，患风湿痛的就特别多；而居住在地势低洼、污浊、老鼠、蟑螂、蚊虫多的地方，就容易得传染性疾病；常年居住在背光、晒不到太阳的住所，又极少外出的人，就容易缺钙、患佝偻病。这种种情况，充分说明了家居环境对人们健康的影响。

健康的家居环境，应掌握以下几个要素。

1. 清洁卫生

居室应该保持洁净，每日洒扫，生活垃圾尤其是厨房垃圾要及时处理掉。

沙发、地毯、被褥、毛巾等布料用品需定期清洗、暴晒。

牙刷、梳子、剃须刀等日用品也应定期更换或清洗。

特别要注意厨房和卫生间的清洁工作，因为有水渍的地方更容易滋生蚊虫，遗留污物。

冰箱、洗衣机、空调等家电也需要定期清洗，减少致病微生物的滋生。

2. 明亮舒适

居室周围环境幽美、视野开阔、空气清新，居室内环境明亮舒适，能给人一种明快舒畅的心情，有益于身心健康。

而光线昏暗、低洼潮湿、拥挤脏乱的环境，则给人压抑、晦涩、不畅的心情，不利于身心健康。

3. 健康合理

住房结构要合理，房间的朝向、采光等因素，决定了室内空气的流通、阳光的照射程度，对人体健康有一定的影响，从中医角度来讲，就是影响人体采纳天地之气。

一般来说，朝南的房间光照多一点，阳气就足一点，冬天暖和夏天热；朝北的房间光照少一点，阴气多一点，夏天阴凉冬天冷。居室内最好南北通风或东西通风，保持空气流通，使人与自然界相通，随四季变化而形成正常的生理变化规律。

家具摆设也要科学合理，使居室空气流通顺畅。应选择健康环保的家具用品，电器、电子产品要与座椅、床铺保持一定的距离。虽然这些东西的辐射量并不大，但是能尽量减少总是好的。

另外，随着人们的生活越过越好，越来越多的人愿意在家饲养宠物和种绿植。这些行为对居室环境的改善真的有帮助吗？对人体的健康真的有利吗？

1. 宠物该不该养

养宠物是一种生活时尚，也是一种精神需求。宠物能给人以精神寄托，缓解压力，丰富生活。但是，宠物也可能会给人类带来某些疾病。如狂犬病、禽流感、布氏杆菌病、弓形虫病等一些危害严重的人畜共患病，其中狂犬病的死亡率是100%。因此，为尽量避免感染这类疾病，一定要保证宠物的健康，做好疫苗接种和健康体检。平时还要管理好宠物的卫生，管理好宠物的排泄物及脱落的毛发等。

另外，家里若有哮喘病、过敏性鼻炎的患者，或者过敏性体质者，最好不要养宠物，以免宠物的毛发、皮屑、排泄物等引起过敏，诱发疾病。

2. 室内摆放绿色植物一定有助于健康吗

在大多数人的认知中，绿色植物代表的是健康，家里多摆放一些绿色植物有利于健康。其实不尽然。室内绿色植物的摆放也是很有讲究的，要选择合适的品种才有助于健康。

绿色植物在光合作用的过程中，具有吸收二氧化碳、释放氧气的特殊功能，被称为天然的"空气净化器"。然而，大多数普通植物是在白天光线充足的条件下进行光合作用的，到了晚上没有日光的情况下，只进行呼吸作用，即吸收氧气，排放二氧化碳，影响室内空气。因此，晚上将这些绿色植物放在居室尤其是卧室内，其实并不合适。但是，仙人掌和芦荟、虎皮兰、宝石花等多肉植物则恰恰相反。它们白天为了控制水分的丢失而关闭气孔，到了晚上才打开气孔大量吸收二氧化碳，释放氧气，是真正的"空气净化器""制氧机"。

有些植物还能吸收空气中的有毒有害气体，比如红掌、吊兰、常青藤、芦荟等有吸收甲醛的作用，而仙人掌、仙人球则有吸收电磁波辐射的作用。

有些植物的根茎、汁液、分泌物等含有有毒物质。比如滴水观音茎内的白色汁液有毒，滴下的水也有毒；夹竹桃的叶、皮、根都有毒；龙舌兰的叶汁有毒；花叶万年青的全株都有毒；部分品种的芦荟全株叶液有毒；水仙的鳞茎有毒等。我们要避免接触这类植物的有毒部位，以免中毒。尤其是家里有小孩的，最好不要摆放这类植物。

鲜花虽美，但对于花粉过敏的人来说，这种美是有危险的。建议选择观叶植物，如橡皮树、发财树、龟背叶、虎皮兰、芦荟等。

四、穿着也要讲究健康

人类的穿着最初是为了遮羞蔽体、御寒保暖，演变到今日，越来越多的人通过穿着打扮来体现外在的美，甚至忽视了健康。高跟鞋、紧身裤，冬天穿裙子、袒胸露背，这样的穿着打扮虽然看着时尚、美丽，实际上却存在一定的健康隐患。爱美之心，人皆有之，但也应该以健康为前提。

1. 面料要健康安全

在选择服饰时，首先要保证面料、材料的健康安全，杜绝甲醛等有害化学物质超标的商品，有明显异味的产品一定要抛弃。比如一些塑料拖鞋、人造革的鞋包，刚拆开包装时会有很大的异味，往往是有毒有害物质降解散发出来的，对身体健康有害。

衣物类应该尽量选择棉质、羊毛、丝质等天然面料，少选化学纤维面料制作的衣物，尤其是贴身的内衣更应如此。鞋、包等用品，要选择安全有保障的厂家生产的合格产品。

2. 穿着要得体舒适

在穿着打扮方面，不要一味追求美丽、时尚，而应多考虑舒适、得体的款式。高跟鞋给女性健康带来的危害正逐渐为大家所了解，所以应尽量减少穿细高跟鞋、尖头皮鞋的时间。

同时，还要根据四季变化、气温变化来增减衣物，具体内容将在后面的四季养生章节详细介绍。

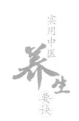

第五章

情志养生

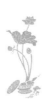

在生活节奏日益加快的现代社会，心理问题愈加突显，由此而引起的各种心身疾病正在越来越多地受到专业人士的关注。情志养生、心理治疗也成为疾病防治的重要方法之一。

中医早在古代就有七情内伤致病的学说，《素问·上古天真论》有云："恬淡虚无，真气从之，精神内守，病安从来。"意即精神情志与人的形体机能关系密切，稳定的精神状态和良好的情感活动可以使机体气血调畅，脏腑功能协调，从而增强人体的抗病能力，促进身心健康。反之，不良的精神情志活动可干扰脏腑气血的机能活动，削弱人的抗病能力，直接或间接地引发疾病或加速疾病恶化。因此，情志养生也是中医养生的重要内容之一。

一、七情与疾病的关系

七情是指人的喜、怒、忧、思、悲、恐、惊七种精神情志变化，中医学将其与五脏相对应，喜属心、怒属肝、思属脾、悲属肺、恐属肾，称为五志。

（一）七情可致病

中医很早就提出了"七情致病"的理论。

正常情况下，七情是人体对外界客观事物和现象所作出的7种不同的情志反应，一般不会致病。只有突然、强烈或长期持久的情志刺激，超过人体自身生理调节的范围，引起脏腑气血功能失调，才会导致疾病的发生。

现代社会工作压力大，竞争激烈，往往会出现精神紧张、烦躁易怒、焦虑不安等不良情绪，从而导致不欲饮食、纳差腹胀、大便溏薄等症状；若忧思过度，则会导致失眠、植物神经功能紊乱，还有可能引起消化性溃疡、肠易激综合征、心脏神经官能症等。

中医理论认为，不同的情志异常可导致不同的症状。

1. 怒伤肝，怒则气上

中医的经典著作《黄帝内经》云："大怒则行气绝，而血菀于上，使人薄厥。"《素问·举痛论》云："怒则气逆，甚则呕血及飧泄。"意思是说愤怒过度伤及肝的疏泄功能，导致肝气横逆上冲，血随气逆，并走于上。临床可见头胀头痛，面红耳赤，或呕血，甚则昏厥猝倒。高血压患者因情感刺激，导致血压突然升高，头晕胀痛，甚则脑出血，就属于这种情况。

2. 喜伤心，喜则气缓

在我们大多数人的认知中，喜悦的心情是对健康有利的，是一种积极向上的正面情绪。但是，欢喜过度会使心气涣散不收，神不守舍，出现精神不能集中，甚至失神狂乱的症状。

《儒林外史》中"范进中举"的故事相信大家都听说过，过度喜悦使他心神涣散，变成了疯子。现实生活中，因彩票中大奖后突发心脏病的事例也偶有耳闻。

3. 忧悲伤肺，悲则气消

过度悲伤会损伤肺气，肺气抑郁，意志消沉，从而出现气短、精神萎靡不振，乏力等症。

《红楼梦》里的林黛玉就是一个典型，她整天悲伤、忧郁，得了肺病且日益严重，最后香消玉殒。

4. 恐伤肾，恐则气下

恐惧过度会使肾气不固，气泄于下，严重者可出现二便失禁、遗精、早泄、昏厥等。平时我们所说的某人被吓得尿裤子，就是属于这种情况。《灵枢·本神》云："恐惧而不解则伤精，精伤则骨酸痿厥，精时自下。"生活中有些家长或老师过度恐吓小孩，导致小孩惊恐不安，甚者遗尿，也属此类情况。

5. 惊则气乱

突然受惊会损伤心气，导致心气紊乱，气血失调，心无所倚，神无所归，虑无所定，出现心悸、失眠、心烦气短、惊恐不安，甚者精神错乱等症状。

6. 思伤脾，思则气结

思虑过度则导致脾气郁结，从而出现纳呆、脘腹胀满、便溏等脾失健运的症状。

宋代词人柳永的一首《蝶恋花》中有一句词被广为传颂，即"为伊消得人憔悴，衣带渐宽终不悔"。这句词讲的就是相思过度，使得消化功能紊乱，胃口变差，营养吸收变差，人也就消瘦了。

现代研究发现，消化系统对情绪的反应相当敏感。消化系统功能紊乱的患者中，因不良情绪而致病者占70%~80%。这和中医所说的"肝脾不调、木克脾土"相吻合。

在中医理论中，致病原因有内因和外因之分，七情作为内因中的一大类型——情志伤，可从机体内部直接扰乱五脏六腑、气血阴阳的正常运行，使脏腑气机失调而发病。

（二）疾病亦可致情志异常

七情所致的疾病往往是心身疾病，情志变化会影响病程的进展。而另一方面，某些生理上的疾病也会导致情志的异常改变。

如慢性肝病患者，当为阴虚火旺时，往往脾气变得暴躁易怒，经常动不动就发火，自己都难以控制。

再比如甲状腺功能减退的患者，平时常常表现为情绪低落、悲观消极，对任何事情都提不起兴趣，甚至有厌世、抑郁的倾向；相反的，甲状腺功能亢进的患者则容易情绪激动，常处于紧张、焦虑状态，过度兴奋，而出现失眠、注意力不集中、心率过快等症状。

脑血管疾病患者，尤其是中风长期偏瘫的患者，因为失去了生活自理能力，心理上难以接受，久而久之，就会出现抑郁症等精神障碍症状。所以对于中风患者的精神护理亦尤为重要。

可见，心理健康与生理健康息息相关，两者相互作用，共同决定着人们的身心健康。

二、健康的心理是怎样炼成的

过激的情绪会影响我们的身心健康，那么，怎样调畅情志，保持健康的心理状态呢？

（一）修身养性促健康

所谓修身养性，其实也是一种促进身心健康的养生方法。

1. 平常心

要想保持情绪稳定，首先要有一颗平常心。不要过度追求功名利禄等身外之物，要根据自身的情况制订合理的切合实际的人生目标。既不要妄自菲薄，也不能夜郎自大，要相信平平淡淡才是真，这样才能静下心来。

《素问·上古天真论》里有一条很重要的养生原则，即"恬淡虚无，真气从之；精神内守，病安从来"。意思就是说，生活要淡泊质朴，淡去各种名利、声色等欲望，保持心境的平和宁静，不受物欲的诱惑，少思寡欲，这样七情六欲就伤不了人了。精神恪守于内，身心平静，就不会得病了。当然，人生在世有一定的追求是无可厚非的，但所有的追求和欲望都应当建立在切合实际的基础上才是正确的。

2. 乐观心

人的一生，难免会经历各种各样的挫折。工作方面的，学习方面的，家庭人际方面的，都可能出现困境、矛盾和各种各样的问题，不可能事事顺心，天遂人意。只有保持乐观、积极向上的心态去看待问题，才能更快地渡过难关，正确地解决问题。

例如意外被摔伤了腿，有些人整日抱怨，认为自己倒霉、运气差，情绪也变得很低落，看什么都觉得是灰暗的，这样对病痛的康复很不利。而有些人则会想，"幸好没有摔断腿，性命无忧真是万幸！"这样乐观开朗的心态，使人的身体机能也会积极应对各种变故，更加有利于伤病的康复。

乐观的心态会给人以勇气，使人面对逆境时也从容不迫，这样就不会出现压力大、紧张、烦躁、焦虑等负面情绪，身体机能也不会受到影响。

3. 宽容心

人不仅仅是生物的人，还是社会的人。生活在社会中，我们会遇到各种各样的人。十个手指头伸出来还有长短，我们不能要求所有的人对自己都和蔼可亲，都能和自己相处融洽，都没有缺点。这样的想法显然不切合实际。人各有优缺，我们要有一颗宽容的心，能包容别人的短处，允许别人有不同的看法和见解。

我们有些人常常对国家、社会不满，种种抱怨，却没有想过中国作为发展中国家，人民生活水平能得以迅速提高，其发展速度之快是多么不容易。在大家抱怨看病难、看病贵的时候，有没有想过医生又有多么辛苦，而且医生的收入也并不高，况且医疗资源有限，这就是发展中国家的现状，短时间内不可能达到像发达国家一样的水平。我们要有合理的期望值，理解社会，体谅他人。

大到国家社会，小到家庭个人，我们都要以包容的心态，和谐共处。

4. 友爱心

母慈子孝，兄友弟恭，这是中华民族的传统美德。人之初，性本善。人是有情感、有爱心的，但同时，也有私心、嫉妒、厌恶、仇恨等丑陋的一面。这些丑陋的人性，不仅会给自己和他人带来困扰、不安和痛苦，还会影响社会人群的身心健康。

博爱、大爱、友爱，只要对世界充满爱，对生活满怀热爱，对他人时常友爱，心中的黑暗、阴影就会被照亮。

（二）调节不良情绪的方法

虽然，我们都希望自己能有健康的心理，但是环境因素、疾病的影响，还是可能给我们带来不良的情绪。这个时候，不妨通过下面的方法来调节情绪，改善心情，愉悦自己。

1. 积极参与社会活动

人是群居动物，离不开交往。文艺表演、健身锻炼、才艺比拼、社会义工、志愿活动等各种各样的社会活动、集体活动都会带给人们积极向上的心态，从而将孤单、寂寞、忧郁等不良情绪消灭。经常参加社会活动的人，往往有一种朝气蓬勃的精神面貌。有句话叫作"多一分社会交往，就多一分身心健康"，说的就是这个道理。

2. 经常接触大自然

人生活在天地之间，与大自然息息相通，大自然的优美环境、清新空气，会给人愉悦的心情。爬山涉水，了解各地的人文地理，见多识广，也会给人宽阔的胸怀、逆流而上的勇气。这既是一种身心的锻炼，也是一种情志的陶冶。当你情绪不佳，遇到困扰时，不妨走向大自然，心境就会豁然开朗，思路就会开阔，有些问题就会迎刃而解。

3. 培养兴趣爱好

人生需要有理想、有目标、有爱好，如果心无所依，就会对生活充满彷徨，没有动力，甚至悲观厌世。培养一种或数种兴趣爱好，会让生

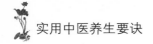

活增加更多乐趣。尤其是到了晚年，很多人退休后就觉得生活失去了重心，不知道该干什么。如果有自己的兴趣爱好，退休生活也会变得丰富多彩。比如种花、养鸟、下棋、旅游等，都会丰富自己的生活内容。

对于年轻人而言，平时可能会被学习、工作的繁忙压得喘不过气来。但是，兴趣爱好可以让你找到一种精神的寄托，让你枯燥的生活闪烁出一片灿烂的火花，成为调节情绪的一把利器。

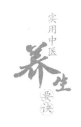

实用中医
养生
要诀

第六章

运动养生

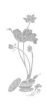

生命在于运动。这句几乎所有人都耳熟能详的话，让我们知道了运动的重要性，但能够做到每天运动的人却很少。想要拥有健康的体魄，必须将全民健身切切实实地执行下去。

一、缺乏运动导致多种现代病高发

随着社会经济的不断发展，人民的生活水平大大提高，居民的生活方式也发生了很大的变化。以农业劳作为主的时代一去不复返了，"日出而作，日落而息"的生活方式基本已经消失。现代社会，脑力劳动、轻体力劳动者占多数，经常加班，作息日夜颠倒的人群也不少，很大一部分人群都相对缺乏体育锻炼。因此，疾病谱也发生了明显的改变。高血压、冠心病、糖尿病、高脂血症、脂肪肝、痛风等以前被称为"富贵病"的少见的慢性生活方式病，已经成为现代社会的主要疾病类型，不仅发病率高，且有年轻化趋势。而这类疾病的发病，多与饮食不当和缺乏运动有关。

世界卫生组织于2013年发布的简报指出，缺乏锻炼已成为全球第四大死亡风险因素。据估算，目前全世界每年因缺乏锻炼而致死的人数高达320万人，近10年增长迅速。缺乏运动导致了多种现代病高发。

1. 加速动脉粥样硬化进程

运动可以促进机体新陈代谢，促进血液循环，从而延缓动脉粥样硬化的进展。而缺乏运动的人群，血管中的脂肪等颗粒容易沉积在血管壁上，加速动脉粥样硬化的进展，从而导致高血压、冠心病、脑梗死等慢性心脑血管疾病的高发。

2. 容易肥胖

缺乏运动的人群，能量消耗少，而现在的生活水平使得我们的饮食很丰富，容易造成能量的摄入超过消耗，导致过多的能量在体内堆积，转化为脂肪储存，人就会变得肥胖，还容易形成脂肪肝、糖尿病、高脂血症等一系列相关的疾病，同样也会损害心脑血管的健康。

3. 免疫力下降

缺乏运动的人群，肌肉没有力量，心肺功能下降，免疫力也会随之下降，体质变差，容易感冒，也就是中医所说的正气虚弱。

4. 容易便秘

缺乏运动者，肠胃蠕动也会随之懈怠，这类人群容易出现便秘、便难的问题。

古代医家在养生防病方面，也提倡适当参加劳动，反对过度的闲逸，并把过度闲逸、缺乏运动称之为"逸伤"。"逸伤"也会造成人体正气的损伤，是致病因素之一。

中医理论认为，过度安逸、闲散，缺乏必要的运动，会使形体疲乏，气血瘀滞，脏腑虚弱。不劳不动，首先脾运失健，饮食减少，气血化源不足，日久则虚。其次则气血运行缓慢，日久导致气滞血瘀；而筋骨日久不用，也会因废弃而衰弱。久则形体虚胖，筋骨痿软，肌肉松散，稍微动几下就心累气短，多汗自汗，难任作劳。严重者脏腑虚衰，经脉不利，气机不畅，导致气郁、血瘀、水湿痰饮留阻等病变。

中医还认为，"久卧伤气，久坐伤肉"。那些整天坐在办公室里的人，由于缺乏运动，更容易得颈椎病、腰椎病、痔疮、肥胖等疾病。这也是由于气血长期运行不畅，痰饮、瘀血阻滞所致。

《世补斋医书》云："凡人闲暇则病，小劳转健。有事则病反却，即病亦若可忘者。又有食后反倦，卧起反疲者，皆逸病也。"这种情况，在很多刚退休的老年人身上比较常见。因为退休后生活一下子失去了重心，每天不知道该做些什么，经常躺着、坐着无所事事，就会闲出病来。时间一长，就会出现吃饭不香，人没力气，浑身肌肉骨头酸痛，晚上睡不着，各种小病小痛缠上身来。如果这个时候能找些事情做，或培养些兴趣爱好，或参加些集体活动，或适当地运动锻炼，这些小病小痛就会悄悄离去。

二、怎样选择锻炼方式

运动养生是中医养生中的一个重要内容，运动不仅可以促进气血流畅，使人体筋骨强健，肌肉结实，脏腑功能健旺，增强体质，还能调节人的精神情志活动，促进人体的身心健康。

那么，怎样选择锻炼方式呢？

有些人喜欢散步，有些人喜欢跑步，有些人喜欢游泳，有些人喜欢打球，有些人喜欢练器械，有些人喜欢打拳练功，还有时下流行的广场舞等，究竟哪种锻炼方式更好呢？

事实上，不同的锻炼方式可以达到不同的效果。由于每个人的身体状况不同，生活、工作环境不同，适合的锻炼方式也是不同的。因此，选择适合自己的锻炼方式非常重要。

中国传统的运动养生方式主要有劳动、散步、跑步、舞蹈、养生操、气功等。

1. 家务劳动

古代以农业、畜牧业、矿业、建筑业等生产为主，从事体力劳动的人群较多，劳动是一种主要的活动方式。现代人更多地从事脑力劳动，体力劳动明显减少。对于脑力劳动者或者老年人群来说，每天做些家务劳动也是不错的锻炼方式。比如拖地、擦桌子、洗衣服等家庭清洁工作，甚至洗菜、做饭等厨房劳动，都是锻炼的方式。

有些中风后遗症的患者，肢体活动不利索或参加健身锻炼有困难者，也可以在家里尝试一些简单的家务劳动。比如擦桌子，可以让手臂、手指的肌肉、关节得到一定的锻炼，有助于自理能力的恢复。平时抱怨工作繁忙，没有时间锻炼的人群，也可以选择通过家务劳动来锻炼身体。这也是一举两得的方法。

适宜人群：所有具备劳动能力，但缺乏体力劳动的人群。

2. 散步

散步是老少咸宜的一种锻炼方式。俗话说："饭后百步走，活到九十九。"不少人都喜欢饭后散步，缓步而行，肌肉自然摆动，能使全身放松，还有利于食物在体内的消化。对于便秘人群，还可以边走边摩腹，以促进肠胃蠕动，从而使大便通畅。有些人为了达到更好的健身效果，选择快走、竞走，这样运动量也相对要更大一些。

散步不受场地限制，也没有技术要求，随时可行，说走就走，在小区、绿地、周边公园散步，既能达到运动的目的，又能一路欣赏风景，是一种放松身心、陶冶情操的锻炼方式。

适宜人群：散步是一种几乎适合所有人群的锻炼方式，尤其是年老体弱者、久坐少动者，以及不适合高强度运动的人群。

3. 跑步

娃娃们学会走路之后，就喜欢满地乱跑了。奔跑也是一种我们从小就会的运动方式。跑步的运动量相对较大，尤其是快跑和长途跑。近些年来，马拉松跑也越来越热门了，但是这项运动对体能的要求很高，只有长期坚持跑步锻炼的人才可尝试。一般人群宜选择慢跑，距离的设定也应量力而行，循序渐进。老年体弱者不适合跑步，还是选择散步为宜。膝关节病变的患者也应谨慎选择跑步。

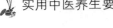

适宜人群：心肺功能正常者，具备一定体能者。

4. 舞蹈

舞蹈也是一种老少咸宜的锻炼方式。肚皮舞、拉丁舞、华尔兹、探戈、古典舞、芭蕾舞、民族舞、迪斯科、街舞等，五花八门，各有千秋。

近些年来，广场舞如一阵风般席卷我国大江南北，吸引了一波又一波的大妈们加入其中。广场舞相对专业舞蹈而言，较为简单，音乐节奏感强，深受广大中老年人群及部分年轻人的喜爱。舞蹈既锻炼身体，也是一种特殊的人际交流方式，可以说是一种娱乐身心，有利于身心健康的锻炼方式。

适宜人群：几乎所有人群都可以通过舞蹈来锻炼身体，但在舞蹈种类方面，还是要根据自身的条件有所选择。比如，腰椎间盘突出症患者，就应该慎选肚皮舞类的运动；有足踝关节疾病的人群，则不宜选择芭蕾舞等专业舞蹈种类；有膝关节疾病的患者，要慎选拉丁舞等需穿高跟鞋的舞蹈类型；心肺功能较差的人还是应选择节奏舒缓的慢步舞为宜。

5. 保健操

太极拳、八段锦、五禽戏、颈椎保健操、眼睛保健操、呼吸训练、摩腹操、提肛运动、有氧操、广播体操等，传统和现代结合的各种保健操也是现今较为常见的健身方式，在中老年人群中尤其受欢迎。保健操的运动量一般都不大，而且能同时锻炼身体和头脑。

老年人更喜欢传统的养生保健操，在活动筋骨的同时，通过经络理论，促进全身的气血有序运行，对五脏六腑都有一定的保健作用。

适宜人群：所有人群都可选择，年老体弱及不能进行高强度、大运动量锻炼的人群更适合此类锻炼方式。患有颈椎病、腰椎病、眼病等不同疾病的人群，还可以选择对应的保健操，加强局部锻炼，有助于疾病康复。

6. 跳绳

跳绳也是一种比较简单的运动项目，对场地的要求不高，在家里就可以进行。不少白领女性将跳绳作为一种健身减肥的方法。但是，跳绳运动增加膝关节的负重，肥胖人群和膝关节病变患者不宜进行跳绳锻炼，否则会加速膝关节的磨损。

适宜人群：心肺功能正常者，膝关节无病变者。

7. 气功

很多人从影视作品、文学作品中了解到的气功是可以飞檐走壁、遁地穿墙的，其实这是艺术上的加工，是文学夸张手法，却让很多人对气功产生了误区。有些练气功的人存有不切实际的想法，想要成为武林高手，想要练成绝世神功。这些都是不对的！我们应该对气功有一个正确的认识。

气功是具有中国传统特色的一种强身健体的方式，通过姿势、呼吸、意念的锻炼，达到调节人体元气的目的。

气功的种类很多，有养生气功、医疗气功、武术气功、养性气功等，分别用于防病延年、治疗疾病、强筋健骨、怡情养性。总的来说，气功是有益身心健康且能治病延年的一种锻炼方式。

适宜人群：大多数气功的运动量较小、运动强度低，大多数人群都可以练习，即便是活动不利的患者也能练习。练气功对心肺功能也没有限制，心肺功能差者反而可以通过练习气功使心肺功能得到改善和提升。

8. 瑜伽

瑜伽运动近些年来在世界各国得到广泛传播，这种起源于印度的健身方式与我国的气功有相似之处。有些瑜伽以呼吸吐纳、意念导引为主，与气功的静功有异曲同工之妙。而有些瑜伽则强调机体柔韧性的锻炼，有一定的难度，不是所有人都能做到，而且，锻炼不当还有一定的危险性。我们的机体需要一定的柔韧性，这对气血的流通有益，但也没有必

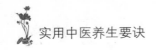

要把自己弯成一个球的样子，过于追求柔韧性对健康并没有好处，反而可能带来危害。

适宜人群：追求形体形态和柔韧性的人群。注意练瑜伽一定要掌握好度，不要勉强为之。

9. 游泳

游泳是一种可以活动全身的运动方式，自由泳、蛙泳、仰泳、蝶泳，甚至是水中体操等，都可以使全身的关节、肌肉得到锻炼，心肺功能也得以加强。但是，游泳有一定的技巧，需要特定的场所，并且受环境因素影响，还有一定的季节性。虽然现在冬泳锻炼的人群也不少，但对体质还是有一定要求的。

适宜人群：心肺功能正常者，对于患有膝关节病变不能负重锻炼者尤其适合。

10. 器械

有些热衷于健身的人群还喜欢挑战器械运动，尤其是男性，会选择拉力器、划船器、健身车、美腰机、椭圆机等专业器械加强对肌肉和体能的锻炼，以获得健美的肌肉。

现在，很多小区内也都设有健身器械，方便广大居民锻炼身体。不同的健身器械可锻炼不同部位的肌肉，让肌肉更有力量，可以保护骨关节，增强体质，延缓衰老。但是，器械锻炼时要注意方法，避免损伤，过度追求肌肉美型，反而可能使身体受伤。

适宜人群：缺乏力量，肌肉松弛、萎缩的人群。

11. 竞技类运动

除了普通的健身锻炼方式外，还有各种各样的竞技类运动项目也有健身的效果。比如羽毛球、乒乓球、网球、篮球、足球、排球、跆拳道等，需要两人或多人配合，且有一定的比赛规则，运动量也相对要大一些。尤其是足球、篮球等项目，运动量很大，需要强健的体魄，一般不作为常规锻炼方式。但对于特别喜欢这类体育运动的人群，尤其是年轻人，也可将其作为一种健身锻炼的方式。

适宜人群：心肺功能正常，具备良好体能，热爱竞技运动的人群。

运动锻炼的方式多种多样，关键是要找到适合自己的项目，并持之以恒，坚持锻炼，方能达到强身健体、延年益寿的效果。

三、怎样计算运动量

除了选择合适的锻炼方式之外，还要掌握运动的量。运动虽然有益健康，但凡事物极必反，就像水能载舟，也能覆舟一样，过度运动也是会损害健康的。很多心脑血管疾病患者都不宜参加剧烈运动，运动量也不能太大。

1. 最高心率计算法

每个人的体质不同，锻炼时所能承受的运动量也是不同的。如何来计算适合自己的运动量呢？这里有一种简便又科学的方法。

反应运动量大小最实用的指标是心率。青壮年的运动强度应该使心率达到 130~135 次 / 分钟，而老年人最适宜的运动量为：最高心率 =170-年龄。最高心率是指在停止运动后最初的 10 秒内，测得的心率或脉搏。一般建议运动量达到最高心率，并维持 20 分钟左右，每周 2~3 次。当然，像散步、家务劳动、气功、健身操等本身强度就不高的锻炼方式，不一定要达到这个程度。最大运动量一般是针对强度较高的运动项目，如跑步、有氧操等。而对于心肺功能差者，更要量力而行，不要勉强自己做有困难的运动。当然，也可以根据自己的感觉来确定承受运动的耐量。

2. 运动有度，微汗即止

中医对运动养生的要求是：运动有度，微汗即止。意思是指微微出汗后就可以停止运动了，不要使自己大汗淋漓，运动过度反而会损耗机体的正气。运动完之后应该感觉全身舒畅、轻松舒适，而不是疲惫不堪。如果运动过后感觉非常疲劳，那就表明已经运动过度了。

药王孙思邈在《备急千金要方》中云："养性之道，常欲小劳，但莫大疲及强所不能堪耳。"意思是说，长时间的剧烈运动往往会破坏人体的内外平衡，造成某些脏器的损伤和生理功能的失调。

另外，还需要注意的是：运动锻炼应该循序渐进，不要妄想一口吃成个大胖子。原本缺乏运动者，应从低强度的运动项目开始，运动时间也不要太长，掌握好合适的运动量。然后，要坚持锻炼，持之以恒。随着体质增强，以及对运动强度的适应，可逐渐增加运动量。比如，刚开始的时候每次慢跑 1000 米，可能需要 10 分钟，每周跑 2~3 次。一两个月坚持下来，慢慢适应以后，可能 5 ～ 6 分钟就能轻松跑完 1000 米。这个时候，就可以增加到每次跑 1500 米，如此再跑一两个月，可能 6 ～ 7 分钟就能轻松跑完 1500 米。接着再增加到 2000 米……以此类推，循序渐进，运动量就会越来越大，体能也会逐渐增强。但是，这个增幅不是没有止境的。当增加到一定的程度时，就应该适可而止。最好是到每次跑 20 分钟左右时，就停止增加。因为这个运动量已经足够了，再增加就可能会变成过度运动。

3. 过度锻炼，损害健康

我们在运动比赛中看到运动员们摘金夺银的时候，都不免会羡慕他们的身体素质多么强健。但是，您可能不知道，运动员们背后的伤痛有多少。每每看到媒体报道，某运动员因伤不能参加比赛或者退出运动场的时候，不难想象，他们为比赛付出了多少辛苦。因为训练对他们来说，已经不仅仅是强身健体那么简单了。

那些热衷于跳广场舞的大妈们，有的一跳就是两三个小时甚至半天，很容易出现膝关节病变，或者痔疮脱垂等问题，这就是疲劳过度，耗伤气血的结果。那些在跑步机上一跑就是一两个小时的人群，也容易出现膝关节的问题。还有些人在健身朋友圈内互相竞争，将跑步里程的长短作为衡量指标，你追我赶，运动量不断增加，使得原本出于健身目的的运动，反而成了一种身心负担。

长期过度的锻炼，可能会使肌肉、韧带拉伤，骨关节磨损。短时间内剧烈运动过度，还可能损伤肌肉，引起横纹肌溶解症，进一步引起急性肾功能损害，导致运动性血尿、蛋白尿等。过量运动还可能诱发运动性哮喘等疾病。对于慢性疾病患者，过度运动还可能成为诱发心脑血管意外事件的导火索。经常过度运动，还会导致慢性疲劳，使人体的免疫力下降，反复出现感冒等症状。

由此可见，运动过度的危害不容小觑。正确的做法是：应该根据自己的具体情况，量力而行，选择适合自己的锻炼方式，掌握好适当的运动量，真正达到强身健体、祛病延年的效果。

四、中医讲究静中有动

中医理论以古代哲学思想为基础，将事物一分为二，分成阴阳两极。天为阳，地为阴；上为阳，下为阴；火为阳，水为阴；动为阳，静为阴。只有阴阳和调，阴平阳秘，身体才会平衡、健康。阴阳失调则会变生出各种疾病。

那么，运动养生如何做到阴阳平衡呢？

"动中有静，静中有动，动静结合，形神兼养"。这才是中医运动养生的精髓。

南朝著名养生家陶弘景的《养性延命录》中说："能动能静，所以长生。"动，是指活动筋骨、运转肢体；静，是指思想专一、排除杂念、心神安静。

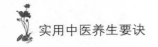

1. 动中有静

中医学提倡的养生功法、养生操，如太极拳、易筋经、八段锦等，要求在肢体活动的同时，还要注意呼吸节奏和意念的引导，也就是人的注意力要集中，要做到"心静"。

2. 静中有动

气功有静功和动功之分，静功给我们的印象就是静坐不动，但其呼吸、意念却是静中有动的。气随意行，达到循环气血的目的，使人体的气机通达条畅。

3. 动静结合

现代的很多健身项目，都是以动为主，强调生命在于运动。这是有时代背景的缘由的。因为现代人的生活方式多以静为主，缺乏肢体运动，尤其都市人更是如此，因此比较强调运动的重要性。实际上，还是应该以动静结合为宗旨，以此指导运动养生。

动与静的结合，形与神的兼养，体现了中医运动养生的系统性和完整性。动以养形，静以养神，动则强壮，静则长寿。只有形神俱旺，才能实现健康长寿。

五、生命在于气血流通

以上的内容，让我们知道了"生命在于运动"的道理，从中医理论来讲，是因为运动可以使气血流通，所以也可以说"生命在于气血流通"。

中医中所说的气血，具有"有形"和"无形"之分，即有形之血，无形之气。所以气血流通也有"有形"和"无形"之分。

1. 有形之气血流通

人在运动之后，心跳会加速，血液运动也会加快，整个机体的新陈代谢都会加快。这就是有形之气血流通。

2. 无形之气血流通

生命在胎儿时期，还不会自主运动的时候，各种机能就开始形成，心脏会跳动，组织器官自然地生长发育，这个时候的气血也是流通的，只不过看不到而已。人体在静止的状态下，气血被一股无形的力量推动运行。如果有意识地加快呼吸的频率，或者情绪激动时，心跳的速度也会加快。这也是一股无形的力量在推动气血运行。练气功时，意念引导的气之运行，更是无形地促进人体气血的流通。

所以，肢体运动并非促进气血流通的唯一途径。生命不仅仅在于运动，更在于气血流通。气血流通才是生命活动的根本保障，而促进气血流通，则在于动静结合，方能使之流通顺畅，却又不至于妄行于外（如脑出血，严重者会危及生命）。不运动，不一定会死，但气血不流通了，生命活动也就停止了。因此，我们说："生命在于气血流通。"

气血流畅，循环周身，则脏腑调和，才能健康长寿。

六、健身锻炼中的误解与正解

现代社会，生活方式病高发，除了不良的饮食习惯之外，缺乏运动也是非常重要的一个原因。不少关注健康的人群已逐渐明白了运动的重要性，于是对锻炼开始重视起来。但是，关于运动也有不少的误区，需要纠正。

（一）打太极拳真的伤膝盖吗

太极拳是我国传统的强身健体的锻炼方式之一，也是传统健身术中流传最为广泛的一种。传统太极拳的种类有很多，有静有动，有快有慢。目前，在百姓中大力推广的主要是简式太极拳，其中又以杨式和陈式最

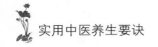

为普及。

陈老先生是一位太极拳爱好者，每天都要打上几圈，还经常跟一群打拳的同道切磋技艺，交流心得。有一天，他从电视节目中看到一位骨科专家说，打太极拳会伤膝关节。陈老先生顿时觉得非常疑惑。

之后不久，和陈老先生一起打太极拳的一位拳友因膝关节痛住院做了手术。出院后，医生也叮嘱他说不能打太极拳了。刘老先生就更加纳闷了，他打太极拳近十年了，膝盖也没有出现问题，这么好的国粹，难道以后都不能流传下去了吗？

刘老先生的疑问，也代表了很多健身爱好者的心声。那么，我们应该怎样看待打太极拳与保护膝关节的关系呢？

如果把"打太极拳伤膝关节"这句话单独拿出来说事，肯定不能让人信服。因为，有很多太极拳爱好者，他们打了几十年的太极拳，也没有出现膝关节病，反而筋骨都比较强健。那么，何来"伤膝关节"这一说法呢？难道是那位骨科专家在妖言惑众吗？事实上，"打太极拳伤膝关节"这一说法，是针对膝关节本身就有病变的人而言的。比如膝关节退行性变（如骨质增生，俗称骨刺）、半月板损伤、髌软骨炎、滑膜炎、关节腔积液等多种病变，由于关节组织发生了病变，膝关节作为全身最大的承重关节，不能再承受过量的负重，否则会进一步加重关节损伤，而屈膝运动、搬抬重物、登山、上下楼梯等活动都会增加膝关节的负重，对膝关节病变的康复是不利的。

在打太极拳的过程中，膝关节有较长一段时间处于屈膝体位，对于膝关节本身就有病变的人群来说，确实不利于疾病的康复。另外，还有长跑等运动，其实也不适合膝关节有病变的患者。但是，对于膝关节健康的人群而言，打太极拳则不会损伤膝关节，反而可以促进关节周围的血液循环，对膝关节是有利的。

（二）气功是骗人的吗

一说到气功，很多人可能首先想到的是武侠小说、电视中那种神乎其神的中国功夫，如飞檐走壁、穿墙破壁、隔空点穴等，似乎有了内功就无所不能。但是在现实生活中，并不存在这种神奇的功夫。于是，很多人就对内功或者气功产生了怀疑。事实上，上述只是文学作品中常用的夸张手法，我们不能因此而否认气功的存在。

社会上，还有一些邪教组织，利用所谓的"气功"达到控制人心的目的。于是，气功的名声就越来越臭，以至于不少人都认为气功就是骗人的。

另外，有一小部分人群是气功的狂热爱好者，整天沉迷于练功，试图练成徒手劈砖、胸口碎大石等所谓的"硬气功"。电视上也曾经播放过，某些民间艺人表演车子从身上开过却安然无恙的场景。诸如此类，这种把杂耍与气功混为一谈的认知也是错误的。这就导致了一部分人练气功误入歧途，甚至走火入魔，产生幻视、幻听等精神错乱的不良后果。这是极不可取的行为！

气功是我国传统的养生保健方法之一，通过对自身呼吸、意念的控制和引导，吐故纳新，使机体气血流畅、阴阳平衡，使人的精、气、神更加充沛，从而达到保健强身的目的。真正的气功并非如文学作品中描述的那样神奇，但是其养生、保健、防病的作用却是有迹可循的。

1. 让人捉摸不透的无形之气

气功之所以引起很多人的误解，是因为它是一种看不见、摸不着的"气"。于是，很多人根据自己的臆测来解释气功。中医所谓的"气"，就是一种无形之气。我们常把一些复杂的东西说成"只可意会，不可言传"，"气"也是如此。我们确实无法描述"气"具体的"长相"，但能感受到其存在。比如，有些胃肠功能不好的人群，因消化不良，平常经常会感觉到肚子中有股气，甚至窜来窜去，叫作胀气。特别是吃了豆类、薯类等容易胀气的食物后，这种症状就会更加明显。

我们都知道，空气就是一种无色无味的气体，看不见、摸不着。人体在呼吸的时候，空气进入肺，其中的氧气成分就会随着血液循环进入全身各处的组织、细胞，给细胞提供营养。

在练气功的时候，通过呼吸吐纳，将这些"天地精华"（一般练气功时，会建议选择空气清新，氧含量高的场所）吸入体内，并在意念的导引下，沿着经脉循行周身，最终储存在丹田（有上丹田、中丹田、下丹田之分）这类重要的穴位、经络汇聚之所。而当人的意念集中在这些地方的时候，人的植物神经和内分泌就会受到影响，从而影响人体的新陈代谢。中医认为，练气功可以促进机体的气血运行、推陈出新、分清泌浊，可以使人的气血更加充沛。正气存内则邪不可干，所以练气功的人往往很少生病。

2. 舌抵上腭与承津咽液法

气功有动功和静功之分。动功是利用各种动作，配合意念引导气的运行。而静功主要练习呼吸吐纳和意念导引，或站、或坐、或躺，都可以练功，但无论采取哪种姿势都有一个统一的准备姿势，即全身放松，双眼微闭（或眼观鼻），口微合，舌尖抵上颚。

平时非常关注养生方法的朋友一定发现了，这个舌抵上腭的姿势类似承津咽液法、叩齿咽津法，能促进口腔唾液的分泌。口腔唾液，中医称之为津液，经常承津咽液，具有补肾滋阴、延年益寿的保健作用。

古代养生学家认为，咽津可以灌溉五脏六腑，滋润肢体肌肤，流通血脉神气，增强消化功能，延缓机体衰老。

总之，气功是真实存在的，且有保健养生的作用。但是，要注意的是我们不能被社会上的一些"伪气功"所迷惑。

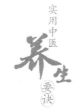

实用中医

养生（要诀）

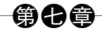

第七章

四季养生

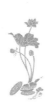

我国大部分地区处于温带、亚热带气候区（西部有部分地区为高原山地气候），可以说是一个四季分明的国家。我们的祖先很早就将一年的气候分为：春、夏、长夏、秋、冬五个时段，分别对应肝、心、脾、肺、肾。不同时节的气候特点不同，人体的生理机能也会随着季节变化而产生细微的差异，而不同季节好发的疾病也会有所不同。

中医经典古籍《黄帝内经》云："人以天地之气生，四时之法成。""人与天地相参也，与日月相应也。"就是说自然环境的各种变化，会对人体产生一定的影响。古代医家早就认识到，疾病的发生不仅与人体自身的正气强弱、体质偏平、精神旺衰等内在因素有关，还与气候变化、地理环境等外界因素有关。因此，中医养生中有根据四季来调摄身体的方法。

《素问·四气调神大论》篇中说："夫四时阴阳者，万物之根也。所以圣人春夏养阳，秋冬养阴，以从其根，故与万物浮沉于生长之门。逆其根，则伐其木，坏其真矣。故阴阳四时者，万物之终始也，死生之本也。逆之则灾害生，从之则苛疾不起，是谓得道。"由此可以看出中医养生之道，就是要顺应四季变化，顺应自然界的变化规律，因时制宜。

一、春季风多宜疏散

随着冰雪融化，寂静的大地开始复苏，大自然中的各种生物悄悄萌动。柳树抽芽，桃花绽放，燕子归来，孩童们在明媚的春光下追着风筝奔跑。文人墨客们常喜欢用"春光明媚""春暖花开""桃红柳绿""鸟语花香"等词语来形容春天，春天确实是一个令人心生温暖、心花怒放、蠢蠢欲动的时节。

（一）春季防病重点

春季的气候特点是：气温逐渐升高，早春乍暖还寒，春雨绵绵；晚春阳光明媚，暖意融融。春天是一年四季中最为舒适的季节。然而，早春也是一个容易发病的时期。因为早春的气温变化大，呼吸道疾病高发；而到了春暖花开的赏花季，又是过敏性疾病的高发期。

1. 早春防呼吸道疾病

立春过后，有些人就以为春天到了，气温稍有上升，就忙着脱下羽绒服、棉袄，谁知，第二天温度又突然下降。这种乍暖还寒的气候，最容易让人"中招"，一不小心就会着凉生病，其中最常见的就是感冒了。

别以为感冒是小毛病，不注意调养的话，可能会进一步加重，诱发多系统疾病。比如，感冒迁延不愈，可能诱发鼻炎、咽喉炎、支气管炎，甚至肺炎；老年性慢性支气管炎患者会继发感染，引起肺气肿，影响心肺功能；哮喘患者会诱使哮喘发作；感染侵袭心脏，会引起病毒性心肌炎；感染侵袭肾脏，会引起急性肾炎；等等。因此，小小感冒也不可轻视，要积极预防和治疗。

2. 春暖花开防过敏性疾病

春季百花盛开，柳絮飘飞，春光明媚，野菜鲜嫩，正是踏青赏花的好时节。这些美好的事物，对过敏体质的人群来说，却是危险重重。

花粉、柳絮是春季最常见的吸入性、接触性过敏原，支气管哮喘患者要避免接触、吸入；皮肤易过敏的人群，则要避免接触花粉，少晒太阳；春季时蔬春笋、香椿等，对某些人来说也是过敏原；还有一类容易被忽视的致敏物——光敏性食物，如芹菜、蓬蒿菜、菠菜、韭菜、油菜、香菜、马兰头、马齿苋、苹果、杧果、菠萝、樱桃、螺类、蚌类等，食用过多后在阳光照射下就容易导致阳光过敏，引起日光性皮炎等。

因此，春暖花开的时候，我们也不能放松警惕，在享受美景春光的同时，也要注意保护好自己的健康。有过敏体质的人应尽量避开这些过敏原。

3. 春阳升发防肝病

中医理论认为，春季是阳气升发的时期，对应五脏中的肝脏，五行属木，以风邪为患。因此，春季易肝风内动，风邪侵袭，易发肝病、风病。

开春之后，人的阳气逐渐旺盛，容易导致肝阳上亢。肝火偏旺者，春季就容易生口疮、口苦口臭、眼睛干涩瘙痒、眼眵增多、视物模糊、急躁易怒；肝风内动上扰于头窍，则会出现头晕、头痛，高血压患者易引起血压波动；原有肝病的患者，容易旧病复发。春季万物复苏，各种致病微生物也活跃起来，有些肝炎就容易在这个时期传播，如甲肝、乙肝等。

（二）春季养生宜疏散

春季风邪为患，易生风病，扰动肝风。因此，养生方面应以疏散风邪为重点。

1. 疏风散寒，适当春捂

风邪为百病之长，常携带其他邪气侵犯人体。早春时节，春寒料峭，风邪与寒邪相互勾结，侵袭我们的身体，一不留神感受风寒，轻则感冒、咳嗽、头痛，重则关节炎、冠心病、脑血管病都有可能发生。

春捂秋冻是我国传统养生准则之一。早春乍暖还寒的时候，不要忙着脱去冬衣，应该适当地春捂，抵挡风寒之邪。通常最高气温达到15℃时，就不必再捂了。但是，早晚气温低的时候，还是要注意保暖。总之，春季气候多变，要随时根据气温变化调整穿着。

饮食方面，可以适当多吃些散寒疏风的食物，如葱、蒜、香菜、生姜等。春夏养阳，这些食物也有温阳散寒的作用。

2. 疏肝理气畅情志

春季除了疏散风邪之外，还要疏通肝气，舒畅情志。高血压肝阳上亢者、肝火旺者，可以泡旋覆花茶、菊花茶等，以疏肝泄风。

天气晴暖的时候，应该多接触大自然，解除束缚，适当运动，多参加户外活动，保持心情舒畅，肝气得以疏泄。

由于春季应风，主升发，此时精神情志疾病容易复发，所以调畅情志最为重要。

（三）春季饮食，少酸多甘

孙思邈在《千金要方》中说："春七十二日，省酸增甘，以养脾气。"建议春季饮食要少吃酸味，多吃甜味，有助于养脾。因为，春季肝气旺，肝属木，木克土，木旺则克脾土，易损伤脾胃之气。酸味入肝，会使肝气更旺，肝阳偏亢，所以应少吃。而甘味入脾，多吃甜味食物可以补益脾胃之气，避免肝旺克脾。甜味食物有大米、小米、糯米、薏仁、豇豆、扁豆、黄豆、菠菜、胡萝卜、芋头、红薯、土豆、南瓜、山药、黑木耳、香菇、桂圆、大枣、栗子等。

二、夏季炎热避暑邪

随着气温的逐渐升高，天气变得热起来，温暖成为炎热，人们的活动也从酷热的阳光下转到阴凉的居室内。烈日炎炎的时候，人会变得没有精神，晚上气温下降时，才会活跃起来。这个时候很多人晚睡早起，午后休息。这就是夏季因气候变化导致的人体生物钟的改变。

（一）夏季防病重点

夏季因气候炎热，睡眠较少，休息不好，食欲不佳，营养下降，很多人往往精神不振，倦怠乏力，甚至体重减轻，免疫力下降，易生疾病。

1. 慎防胃肠道疾病

夏季气温高，微生物生长繁殖旺盛，食物容易腐败变质，饮食稍不注意就可能导致胃肠道感染，出现腹痛腹泻、恶心呕吐。而有些人因为过量食用冷饮、冷冻食品、生冷瓜果，导致脾胃受寒，功能受损，也会引起腹痛腹泻。因此，夏季是胃肠道疾病高发的时期，要注意饮食卫生，少吃生冷瓜果等寒凉食物。

2. 小心中暑和疰夏

夏季是一年之中阳气最盛的季节，当气候炎热的时候，有人就会中暑，出现乏力、大汗、口渴、头痛、头晕眼花、耳鸣、恶心呕吐、胸闷等症状，严重者可出现昏迷、休克，甚至危及生命。因此，夏季要做好防暑降温，避免中暑。

另外，有些人虽然没有中暑，却觉得浑身无力、没有胃口、头晕、心烦等。这种情况中医叫作"疰夏"，又称苦夏，是夏季特有的季节性病证，因感受暑湿、暑热之邪所致。这类人群通常体质比较虚弱。

3. 暑邪侵犯心火旺

夏季对应五脏中的心脏，五行属火，以暑热之邪为患，人们容易困倦烦躁、闷热不安、心火内生。正如《黄帝内经》中云："此夏气之应，养长之道也，逆之则伤心。"

在现代社会，夏季对冷空调的使用比较普遍，有些人觉得这样就不会热了，因此对辛辣、热性的食物百无禁忌，尤其是很多年轻人，无辣不欢。即便是盛夏酷暑，火锅、麻辣烫、水煮鱼、羊肉等麻辣辛香燥热的食物仍然盛行，成为"火上浇油"的祸首，导致有些人出现口舌生疮、烦热盗汗、心悸胸闷、失眠多梦、大便干结、小便短黄等。而年纪大的人们，虽然在饮食方面不至于过食辛辣，但暑热之气却是不可避免的。而且，有些老年人避讳用空调，觉得空调太冷容易生病，再加上本身体质又相对虚弱，暑热之邪侵犯易扰动阳气外泄，出现一片虚火之象。

心火旺有虚火和实火之分。

虚火：夏季气候炎热，常使人大汗淋漓，耗损心阴。原本体虚的人群，虚阳浮越于外，阳气外泄，蒸腾汗液，使心阴进一步耗伤，阴虚火旺更盛。阴虚火旺者大多容易疲劳，形体消瘦，午后潮热，盗汗，五心烦热，咽干口燥，大便干结，小便短黄。

实火：体质壮实的人群阳气旺盛，加上夏季暑热之邪为患，体内心火更旺。常表现为咽干口苦、喉咙痛、烦闷躁动、面色红赤、自觉发热、大便秘结、舌苔黄等。

4. 长夏暑湿困脾

在中医理论中，一年除了春、夏、秋、冬四季之外，还有长夏。长夏在夏秋之间，对应五脏中的脾脏，五行属土，以湿邪为患。《素问·六节脏象论》王冰注，"长夏者，六月也。土生于火，长在夏中，既长而旺，故云长夏也"。故长夏指的是农历六月。

长夏与"夏"沾边，故暑邪未尽，且常与湿邪共同为患，并称暑湿之邪。脾喜燥恶湿，最容易被湿邪侵袭困阻。长夏暑湿困阻于脾胃，脾虚者还会内生湿邪，阻碍脾胃气机，脾胃气机阻滞则无力运化水谷精微，人们就会出现纳呆（没有胃口）、不思饮食、消化不良。饮食减少，人就会变得没有精神，倦怠乏力，萎靡不振。脾胃被湿邪困阻，虚者湿浊下注，常发腹泻之症。这也是夏季常见胃肠道疾病的原因之一。

5. 空调病

夏季防暑降温必不可少，空调的使用对预防中暑来说无疑是一大助力，但同时又带来了空调病这一新的问题。

空调病又称空调综合征，是现代社会特有的一种病。人们长时间在密闭的空调环境中工作、学习、生活，由于空气不流通，容易孳生各种致病微生物，加上室内外温差大，若机体适应性差，就会出现鼻塞、打喷嚏、头昏、耳鸣、乏力、肢体酸痛、头痛、口干咽痛等一系列不适症状。

如果频繁进出空调环境，或空调温度过低，则容易着凉，轻者感冒、

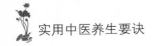

咳嗽、腹泻，重者诱发关节炎、心脑血管病等。

（二）夏季养生避暑邪

夏季暑邪为患，心脾易得暑热、暑湿之证。因此，养生方面应以避暑为主，兼清心火、祛脾湿。

1. 消暑宁神清心火

炎热的夏季，防暑降温是必不可少的养生防病措施。空调、风扇等物理降温方式已经成为现代社会的主流生活方式。虽然周围的环境是降温了，但体内之热却反而因毛孔收缩、排汗减少而难以散发出去，导致内热更盛。因此，在养生方面应着重消散体内之热，清心火，宁心神。

饮食方面，可以适当多吃些清热养阴去火的食物，如莲子、百合、银耳、绿豆、莲藕、芹菜、黄花菜、白菜、苦瓜、冬瓜、生梨、荸荠、桑葚、西瓜、鸭肉、田螺等。一般苦味食物具有清热泻火的作用，适合有实火者；而虚火者应选择养阴清热的食物。

另外，要保证充足的睡眠，以免失眠引起阴阳失衡，而致心烦躁怒。应保持平和稳定的情绪，所谓"心静自然凉"。

2. 理气健脾化暑湿

江南地区的梅雨季节是一年中湿气最重的时期，容易诱发风湿痛。长夏时期暑热夹湿，脾胃受困，人们常常显得精神委顿、食欲不振、胸闷腹胀、困倦乏力。因此，这个时期适宜食用健脾化湿、清暑热的食物，如山药、扁豆、薏苡仁、赤豆、绿豆、黄瓜、冬瓜、西瓜等。必要时，还可以用点白术、茯苓、紫苏、藿香、佩兰等健脾化湿、疏胸理气、芳香辟浊的中药，做成药膳或者泡茶饮用。

另外，要少吃生冷寒凉的食物，以免损伤脾胃，导致腹泻；或助湿生痰，阻碍脾胃气机，影响消化功能。

3. 大暑养生宜清补

夏季天气炎热，出汗较多，容易伤津耗气，人们常常是"无病三分虚"。因此，民间有大暑天最为炎热的时期吃老母鸡、老鸭汤等进补的习惯。

夏季进补应以清补为宜，应多吃些益气养阴的食物，如山药、百合、银耳、莲藕、荸荠、扁豆、毛豆、鸡肉、鸭肉、鱼虾、鸡蛋、牛奶、豆腐等；少吃肥腻燥热的食物。即便是鸡鸭等高蛋白的肉类，也不宜一次吃太多。有些人为了进补，一天吃一只鸡，这种吃法是不利于健康的，因为营养不能完全吸收不说，还有可能引起消化不良，加重肾脏负担。

4. 冬病夏治因人而异

在健康越来越被重视的现代社会，冬病夏治也成了养生防病的一种常用方法。

冬病夏治是利用夏天阳气旺盛的特点，在三伏天阳气最旺的时期，借助自然界的阳气和温阳的药物，共同祛除患者体内宿积久留的寒邪。适合体质虚寒的哮喘、老慢支、慢性鼻炎、慢性胃肠炎、风湿性关节炎、类风湿关节炎等疾病的患者。但是，这种防治疾病的方法并不适合阴虚体质或阳气旺盛的人群。因此，冬病夏治也是因人而异的，不可盲目跟风。

5. 苦夏适当吃"苦"

苦夏即疰夏，是指因体质虚弱，复感暑热之气而引起的以倦急乏力、眩晕心烦、多汗纳呆等为特征的一组病证，也是夏季常见的不适病证。对于这类人群，不妨适当吃点苦味的食物，如苦瓜、苦菜、苦荞麦等，可刺激味蕾，促进消化液的分泌，具有健脾开胃、增进食欲的作用，还能清热解暑，预防疰夏和中暑，有利于人体恢复精力和体力，消除乏力、倦怠等不适症状。

6. 夏吃姜防空调病

冬吃萝卜夏吃姜，这是民间通俗的说法。夏季吃姜温阳散寒，与冬

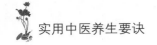

病夏治的理念不谋而合。而且吃姜的效果比穴位敷贴、穴位注射等冬病夏治的方法要温和得多，因此大部分人群都可以尝试。但是，夏吃姜同样不适宜阴虚或阳亢体质的人群。

不过，夏季很多人因空调使用不当而着凉，喝些姜汤散寒倒是可以的。生姜原本就可以用来治疗风寒感冒，具有解表散寒的作用。经常处在空调环境下的人群，不妨喝点姜茶，或者晚上煮点姜汤泡脚，或者隔姜灸等，都可以预防空调病，对着凉引起的感冒、腹泻，也都有一定的防治作用。

（三）夏季饮食，省苦增辛

《千金要方》指出，"夏七十二日，省苦增辛，以养肺气"。意思是说，夏季饮食要少吃苦味食物，多吃辛辣食物，可以益气养肺。因为，夏季心火当令，火克金，易伤肺金。苦味食物会助心气而制肺气，因此要少吃。而辛味食物归肺经，多吃些葱、姜、蒜、萝卜等辛味食物，可以补益肺气。当然，这主要是针对一些本来就脾胃虚寒、肺气虚弱的人而言。

（四）长夏饮食，少甜多咸

《本草纲目·四时用药例》中指出，"长夏省甘增咸以养肾气"。意思是说，长夏时节应该少吃甜味食物，多吃咸味食物，可以补肾气。长夏属脾土，湿邪为盛，甜味食物吃多了会助湿生痰，导致脾胃湿热。土克水，脾土湿热为盛，则阻碍肾水通调。咸味入肾，有补益肾气之效，可以适当多吃些。

三、秋季忌燥喜凉润

立秋之后，虽然气温还是挺高的，但早晚已经有些凉爽的感觉了。

随着秋意的逐渐加深，桂花飘香，硕果累累，金黄的银杏树，火红的枫叶，成为秋季靓丽的风景，令人赏心悦目。秋高气爽，心情也跟着舒畅起来。

（一）秋季防病重点

秋季的气候特点总体来说气温适宜，雨水较少，天干物燥。早期有"秋老虎"肆虐，气候燥热；晚期随着气温的降低，凉意愈深；接近冬季时降温明显，气候多变，容易发病，故被称为"多事之秋"。

1. 秋燥伤肺

秋季对应五脏中的肺脏，五行属金，以燥邪为患。肺喜润恶燥，燥邪犯肺，易损伤肺阴，可出现干咳少痰、咽干口燥；肺开窍于鼻，可见鼻干、流鼻血；肺在表为皮毛，还可出现皮肤干燥、头发干枯、脱发增多；肺与大肠相表里，肺燥伤及大肠，大肠津液干枯，则使大便干燥，容易导致便秘；等等。这些都是秋燥伤肺所致。

2. 肠道传染病高发

刚入秋时，暑气尚未完全消失，气温仍有些高，致病微生物生长繁殖仍然旺盛，加上人们的饮食习惯仍沿袭了夏季的做法，各种瓜果、冷饮不断。俗话说，秋瓜坏肚，秋季胃肠道疾病的发病率居高不下。

秋季腹泻是一种由轮状病毒感染引起的肠道传染病，儿童多见，开学后容易爆发。成年人也可能因感染轮状病毒而引起腹泻、呕吐，还可能有腹痛、发热等症状，腹泻严重者可呈水样便，甚至会出现脱水。

夏秋季是肠道传染病高发的时期，其他还有痢疾、伤寒、霍乱等肠道传染病也在这个时期高发。

（二）秋季养生在润燥

根据秋季的气候特点和人体生理变化的规律，养生的重点在养肺，方法是养阴润燥。

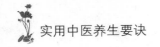

1. 养肺以润为主

秋季养肺应以养阴润肺为主。饮食方面可以吃些百合、银耳、枇杷、生梨、荸荠、甘蔗、莲藕、西红柿、豆腐、蜂蜜等养阴润燥的食物，或用些沙参、麦冬、西洋参、杏仁等益气养阴润肺的中药。

秋冬养阴，立秋之后阳气逐渐衰退，阴气日见上升，自然界开始向收藏转变。这个时候不妨吃点种仁、坚果类的食物，如芝麻、瓜子、杏仁、榛子、开心果、核桃等，既符合"收藏"的原则，储备一些植物性脂肪和能量，又有润肠通便、乌发润肤的作用。

2. 润燥要分温凉

秋燥有温、凉之分，初秋时期为温燥，深秋则为凉燥。

温燥：多发于初秋时期。温燥属热，更容易耗津灼液，常见头痛身热、干咳少痰、口渴鼻燥。这类人群应凉润肺金，饮食方面可以选择秋梨、柿子、枇杷等凉润、寒润之品。

凉燥：多发于秋末阶段。凉燥属寒，沾染初冬寒凉之气，耗伤津液的同时还可能兼有风寒外袭的征象，可见咳嗽痰稀、头痛、怕冷、咽干、鼻塞。这类人群应温润宣肺，饮食方面可以选择石榴、柑橘等温润之品。

秋季应少吃葱、姜、蒜、辣椒、韭菜、羊肉、狗肉等辛燥之品，以免燥伤肺津，加重秋燥的症状。平时应多喝水，多吃含水分较高的新鲜蔬菜和水果，多喝汤水粥品。

3. 贴秋膘并非人人适宜

贴秋膘是我国民间的养生方法，到了秋天气候凉爽后，很多人的胃口好转，饮食的品种和数量就会发生改变，有些人的体重也会悄悄增长，这是人体对季节变化的一种适应。但是，现代人营养过剩，肥胖的比例较高，"三高"等生活方式病高发，这些人群就未必适合贴秋膘了。

通常情况下，肥胖、心血管疾病、糖尿病、痛风、肝肾功能不佳的人群不建议贴秋膘，应该保持平时的饮食规律和膳食结构，以营养均衡、全面为基本原则。

当然，对于体质虚弱、体型偏瘦的人群，还是可以趁此机会贴贴秋膘的，但同时还是应以营养均衡为原则，适可而止，不宜过度进补。

4.适当"秋冻"强体质

秋季气温下降时，适当的"秋冻"可锻炼耐寒能力，有助于增强体质，提高抗病能力。身体健康的人群，可以从入秋开始，坚持用冷水洗脸、洗鼻，到了冬天耐寒能力就会有所提升，而且不容易得感冒、鼻炎等呼吸道疾病。

但是，年岁偏大、有心脑血管疾病的患者则不适合这种耐寒锻炼。因为患高血压、冠心病等疾病的患者，在冷水刺激下血管收缩，易引起血压升高、心绞痛等，常导致心脑血管危险事件的发生。这类人群不太适合"秋冻"，一旦气温降低就要注意防寒保暖。

（三）秋季饮食，减辛增酸

《素问·脏气法时论》中指出，"肺主秋……肺收敛，急食酸以收之，用酸补之，辛泻之"。《千金要方》中也指出，秋季饮食要"减辛增酸"。秋季肺的功能偏旺，辛味食物入肺，多吃会使肺气更加旺盛。肺属金，金克木，肺金过旺就会伤及肝木之气。酸味入肝，多吃柠檬、山楂、苹果、石榴、葡萄、樱桃、柚子、西红柿等酸味食物，可以补肝。

四、冬季避寒多温阳

随着一波又一波的冷空气袭来，气温不断下降，寒冷的冬季来临了。北风呼啸，天寒地冻，到了冬季，人们赖在温暖的被窝里不愿起床；出门裹上厚厚的冬衣，仍然觉得瑟瑟发抖；饮食增加，而且喜欢吃热乎乎的大鱼大肉；一到晚上就早早上床睡觉了。

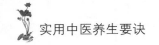

（一）冬季防病重点

冬季气温低，空气干燥，时不时的冷空气来袭，是名副其实的"生病天"。

1. 呼吸道疾病高发

秋冬换季气候多变，时常会有突然降温的情况，是呼吸道疾病高发的时期。

冬季降温时容易感受风寒，出现畏寒、鼻塞、流涕、咳嗽、咯痰、身体酸痛等感冒症状。有老年性慢性支气管炎、肺气肿的患者，易继发感染，导致咳嗽、气喘迁延难愈。当冷空气来袭时，呼吸道受低温刺激敏感度提高，容易诱发哮喘。

2. 突然降温要防心脑血管意外

冬季气温低，人体的血管收缩，血压相对于夏季会有所升高。尤其是冷空气来袭，骤然降温的时候，更容易发生意外。因此，有高血压、冠心病、房颤等慢性病史的患者，冬季降温的时候尤其要注意防寒保暖，避免因突然低温刺激导致血管收缩而诱发脑梗死、心肌梗死等心脑血管危险事件。

3. 预防冻疮和瘙痒症

冻疮是冬季特有的一种皮肤病，因低温刺激导致肢体暴露部位局部血行不畅，瘀阻于皮下，形成红斑、肿块，伴有瘙痒，严重者还会出现水疱、溃疡。

冬季气候干燥，尤其是使用暖空调时，室内环境更加干燥，有些人会得干眼症，出现眼睛干涩、瘙痒；有些人则表现为皮肤干燥、脱屑，甚至干裂、出血；还有些人会出现皮肤瘙痒症。

（二）冬季养生重补肾

民间有"冬令进补，春天打虎"的俗语。每到冬季，进补就成了广受欢迎的养生保健方法。冬季气候寒冷，进补多以温补为主。当然，每个人的体质不同，也要因人而异地进补。

1. 冬季补肾正当时

冬季对应五脏中的肾脏，五行属水，以寒邪为患。因此，冬季养生重点补肾，以温补肾阳为主。补肾不仅能增强抵御严寒的能力，还能提高人体免疫力和抗病能力，延缓衰老。

补肾可以吃些枸杞、板栗、核桃、桂圆、山药、海参等食物。黑色食物有补肾的效果，故可以多吃些黑芝麻、黑米、黑豆、黑木耳、黑枣等。怕冷的人可以吃些羊肉、牛肉等温补的食物。

另外，睡前用温热的水泡脚，然后按摩足底涌泉穴，也有很好的补肾养肾的保健效果。

现代研究证明，晒太阳可以促使人体产生维生素 D，有助于钙质的吸收，有利于骨骼健康。肾主骨，骨骼健康是肾脏健康的重要体现。冬季太阳温和，当天气晴朗的时候，在太阳底下晒晒腰背，也有温肾健身的效果。

2. 膏方滋补有禁忌

现在人们的生活水平普遍提高，对健康也比较重视，冬令膏方进补已成为一大热门。膏方不仅能增强体质，减少感冒咳嗽等小毛小病，还能治疗自身的一些慢性疾病，不失为冬季养生保健的一大有效措施。年老体弱、患有慢性消耗性疾病的患者，不妨找个有经验的中医师，辨证开方，调补身体。

但是，膏方滋补也不是人人都适宜的，也要根据自身的情况来选择。比如，感冒、咳嗽、腹泻、哮喘、肝炎、肾炎等疾病急性发作时，不宜吃膏方；体质壮实，阳气健旺者也没必要吃膏方；糖尿病患者在选择膏方时不宜添加饴糖、蜂蜜等，否则会升高血糖。

3. 食补要适度

药补不如食补，很多人在冬季会选择食补，除了普通的鸡、鸭、鱼肉外，还有羊肉、牛肉、甲鱼、海参、燕窝、芝麻、核桃等。或者购买一些补药炖服，或做成药膳等食用，最常见的有人参、虫草、枫斗、黄芪、党参等。

在食补的时候，要掌握好一个度，不要拼命吃某一种补的食物，或者一顿吃大量高蛋白食物。这种补法不利于吸收，进补的效果也会打折扣。建议少量多次进补，最好能经常更换品种。特别是羊肉、牛肉等热性的食物，有些热性体质或阴虚内热的人群，就不适合大量摄入，否则可能出现口疮、腹胀、便秘等上火症状，适得其反。有皮肤瘙痒症的人群也不宜多吃热性食物，否则血热妄行，会使瘙痒症状加重。建议食补的同时，也要多吃新鲜蔬菜、水果和粗杂粮，既保证营养均衡，又有利于消化吸收。

在选择补药的时候，建议在中医师辨证体质的前提下，选择适合自己体质的补药，不宜盲目进补。有些人随随便便就在街上买些膏方来进补，显然是不恰当的。

4. 节日养生不可忽视

每年欢度春节的时候，总有不少人乐极生悲，不是暴饮暴食吃出问题来，就是狂欢过度累出病来。因此，特别提醒大家不要忽视节日期间的养生。

即便是新春佳节，我们也要尽量保证生活规律，起居作息要合理，及时调整好生物钟。饮食方面切忌暴饮暴食或饥一顿饱一顿，尽量做到三餐有规律，定时定量，尤其是患有糖尿病、高脂血症、痛风、肾病等疾病的患者，不能放松警惕。

外出游玩或走亲访友要避免疲劳过度。适当娱乐有益身心健康，但娱乐过度也会损伤身体。

（三）冬季饮食，省咸增苦

孙思邈说："冬七十二日，宜省咸增苦，以养心气。"冬季肾经旺盛，肾属水，水克火，肾水过旺则克心火。咸味入肾，多吃咸味食物会使肾气更旺，从而伤及心气。心主苦，多吃苦味食物，以助心阳，就能抵御过亢的肾水，可以多吃些橘子、猪肝、莴苣、大头菜、茶等食物和饮品。

五、您知道四季养生的习俗吗

（一）大暑为何要吃童子鸡

民间有一风俗，每到大暑，家家户户就宰食童子鸡进补。张老太太非常相信古法，每年快到大暑的时候，就会提前去找童子鸡。但是，现在童子鸡在市场上不多见了，更多的人会选择普通的鸡、鸭，或者鸽子、乌骨鸡等，加上一些滋补的中药，做成药膳来进补。

大暑是一年当中气温最高的一段时期，连续的高温天气会使体质虚弱的人很容易在这一时期中暑，即使不中暑也会出现没有胃口、眩晕乏力、疲倦、心烦多汗等中医所说的疰夏症状。针对夏季人体的各种不适情况，民间有一传统的进补方法，就是大暑吃童子鸡。这种做法有没有科学依据呢？进补童子鸡是否真的有效呢？

1. 为何要选童子鸡

童子鸡，是指还不会打鸣，生长刚成熟但未配育过的小公鸡；或饲育期在三个月内体重达一斤至一斤半，未曾配育过的小公鸡；后来也有专门的品种称为童子鸡。之所以选择童子鸡，是因为童子鸡体内含有一定的生长激素，对处于生长发育期的孩子及激素水平下降的中老年人都有很好的补益作用，即使是年轻人，体质虚弱者也未尝不可一试。

除此之外，母鸡、鸭子等都是大暑进补的上选。中医食疗学认为，鸡肉具有温中补气、补精填髓的功效。大暑天胃口差、出汗多、身体虚弱、消瘦的人食用后可改善症状，具有开胃强体的作用。鸭肉性凉，具有滋阴补血、益气利水的功效，对于咽干口渴、饮食减少的人特别适合，尤其适合热性体质的人在大暑天进补。鸽肉性平，具有补肝肾、益气血、祛风解毒的功效，可气血双补，还有安神的作用，特别适合脑力劳动者、神经衰弱者进补。

从营养学角度分析，家禽肉的营养成分主要是蛋白质，其次是脂肪、微生物和矿物质等，相对于家畜肉而言，是低脂肪高蛋白的食物，其蛋白质也属于优质蛋白。

2. 如何烹饪进补药膳

童子鸡煲汤：选择 2～3 斤（最好不要超过 3 斤）的整只童子鸡，剁好了以后放入黑木耳、香菇、笋尖等一起煲就可以了。

虫草老鸭汤：老鸭 1 只，清洗干净，冬虫夏草 5～10 根塞入鸭腹中，加些葱、姜、料酒等煲汤或清蒸都可以。

鸡丁炒毛豆：把鸡肉切成丁，加适量毛豆用油炒，还可放入蘑菇丁等。鸡肉和毛豆的组合，具有动物蛋白和植物蛋白结合的优势，使营养更加丰富、全面。

这些都是经典的烹饪方法，清蒸和煮汤的方式对于食物的营养保留是最好的。至于那些胃口差，吃不下鸡肉、鸭肉的人群，可以将肉剁碎或绞成肉茸，包入饺子、馄饨中食用，也不失为一种好方法。此外，还可配上山药、党参、当归等中药材一起烹饪，气血虚弱的人群食用，食疗效果更佳。

3. 注意事项

夏天不宜用热性调料：如八角、茴香、桂皮、辣椒等调料为辛温之品，夏天用于食物烹饪中，很容易助热上火。

不能只喝鸡汤：很多人认为鸡汤是最有营养的，其实这是错误的观点。鸡汤中含有维生素、矿物质等水溶性或脂溶性的营养物质，却缺乏蛋白质这一鸡肉的主要营养成分。所以，大暑进补一定要吃鸡肉或鸭肉，而不能只喝汤。

选购草鸡、草鸭：大暑食用鸡、鸭可每周进食 2 ～ 3 次，宜选购散养的草鸡、草鸭。

别选 3 年以上的鸡鸭：最好不要选择 3 年以上的老鸡或老鸭。一方面，太老的鸡鸭生命机能已经开始衰退，滋补效果就会打折；另一方面，鸡鸭食用的饲料中或多或少都有环境毒素，鸡鸭越老，堆积在体内的毒素也会越多。

（二）"贴秋膘" 真的有必要吗

民间有"贴秋膘"一说，是指到了秋天，人们选择饮食的种类和数量就开始发生转变，体重也会悄悄增加，这是人体对季节变化的一种适应。但是，现代人"富贵病"多发，"贴秋膘"到底是利还是弊呢？

马阿姨是糖尿病、冠心病患者，平时体质又比较弱，天稍微有点凉就怕冷，经常动不动就感冒，或者跑几步就气喘吁吁、大汗淋漓。所以，她一入秋就开始进补，每天炖些黄芪鸡、虫草鸭，还有蹄膀汤、海参粥，美其名曰"贴秋膘"。但是，马阿姨的"秋膘"还没贴出来，血糖却很快升高了，结果住进了医院。

秋天天气转凉后，人的胃口大开，相比夏季食欲好转，这是顺应大自然气候变化而出现的机体自我保护的现象。民间素有"贴秋膘"的传统，但是在现代社会，这种传统就未必适合了。

1. 五大人群不宜贴秋膘

现代，"富贵病"的发病率越来越高，营养过剩比营养不良更加多见，所以更多的时候需要控制饮食，限制总热量。因此，秋膘不宜乱贴，尤其是下列五大人群：

（1）肥胖者：对于肥胖者而言，减肥是保证健康的有力措施，一年四季无论何时都没有必要也不应该贴秋膘。

（2）心血管患者：心血管患者的饮食治疗要求低盐、低脂、低胆固醇，且需控制总热量，故也不适宜贴秋膘。

（3）糖尿病患者：糖尿病患者的饮食原则是低糖、低脂、适中的热量。由于糖尿病患者对总热量的控制比较严格，故不适合高脂、高热量的贴秋膘饮食方式。

（4）痛风患者：痛风患者宜低嘌呤饮食，而大多数用来贴秋膘的动物性食物嘌呤含量都比较高，故贴秋膘并不适合痛风患者。

（5）肝肾功能不佳者：急性肝炎、肾炎等原因导致肝肾功能下降者，不宜过多进食高蛋白、高脂肪食物，以免加重肝肾负担。

2. 哪些人可以贴秋膘

对于大多数健康人群来说，秋季食欲增加，可适当调整饮食结构，选择符合季节时令的食物，对健康更加有利，没有必要大补特补地增肥，但是某些特殊人群确实需要贴贴秋膘。

（1）老年人和儿童：老年人和儿童体质比较虚弱，消化功能相对较弱，耐寒性也比较差，秋后天气转凉，疾病易发，可多补充食物营养，有利于增强体质，抵抗疾病侵犯。

（2）胃肠功能差者：即中医所说的脾胃虚弱者。这类人群胃肠消化、吸收功能不良，平时食欲不振，经常腹胀、便稀或腹泻，可适当进补。如秋季多吃山药、芡实等健脾补益的食物及容易消化且富有营养的软食，有利于胃肠功能恢复，保持肠道通畅。

（3）偏瘦的年轻人：不少年轻人工作压力大，精神紧张，睡眠质量差，体形偏瘦，天气凉快后食欲好转，可趁机贴贴秋膘，增强体质。

3. 贴秋膘也要坚持平衡膳食

贴秋膘是有讲究的，应遵循科学的饮食原则，因人而异，不能随意进补。在贴秋膘时应注意以下几点：

（1）均衡营养，平衡膳食：贴秋膘不代表大鱼大肉地吃，应该注意品种的多样化，保持营养均衡。正常人的血液 pH 值是偏碱性的，动物性食物偏酸性，过多食用动物性食品会导致 pH 值改变，影响体内毒素的排出。所以在增加动物性食物的同时，主食、蔬菜等也同样不能少。

（2）贴秋膘要适可而止：需要贴秋膘的人并不表示可以肆无忌惮地大补特补，而应适可而止，掌握好一个度，否则适得其反，导致热量摄入过多，血脂升高就不好了。

（3）食物不能以贵贱分高低：随着经济的发展，人们的生活水平不断提高，吃饱之余开始追求吃好，有不少人就以山珍海味为贵，甲鱼、燕窝、鱼翅等成了家常菜，这样吃是不合理的。食物的好坏和营养并不在其价格的贵贱上，而在于是否适合自己，需要的就是好的，不需要的再贵也不好乱吃。

四季更替，饮食结构也应在正常饮食的基础上适当调整，但不是盲目的贴秋膘。秋季进补，中药以西洋参、太子参、黄芪、当归等性味较平者为佳。

（三）冬令膏方进补时的饮食宜忌

冬令膏方进补向来是中国人传统的养生之道，近年来膏方越来越受到广大群众的青睐，但是也有不少人对服用膏方时的饮食宜忌存在一些疑问。

罗小姐是一位公司白领，平时经常感冒、咳嗽，自己觉得没有力气，精力差，睡眠也不好。听说同事小梅在吃膏方调理身体的亚健康状态，于是也去医院开了副膏方。但是，罗小姐听她妈妈讲，吃人参的时候不能吃萝卜、绿豆，而她吃的膏方中也有人参，是不是也不能吃萝卜、绿豆呢？

冬季是膏方进补的"火热"时期，随着生活水平的提高和健康意识的增强，服用膏方的人也越来越多。尽管膏方由来已久，其对饮食的要求却并不是人人都了解的，经常有患者会询问吃膏方时饮食有些什么禁忌。

1. 萝卜煮熟吃，绿豆不宜同吃

我们买人参等补品的时候，会看到外包装的小袋上写有不宜与萝卜、绿豆、茶、豆制品等食物同时吃，膏方中通常也有人参、党参等补益之品，是否也不宜与萝卜等同吃呢？

一般认为，萝卜等有行气消食的作用，生用的话在一定程度上会削弱人参等补气药的补气作用，但是，平常我们在做菜时大多是把萝卜煮熟了吃的，而且一般食用量也不会很大，故对膏方的功效影响不大。

另一方面，膏方总体偏温补，因此不宜吃寒凉食物，而且在寒冷的冬季或者对于平时体质虚寒或脾胃虚寒的人群，本身就不宜吃寒凉食物。绿豆清热解毒，属于凉性食物，不适合与温补的膏方同时吃。

2. 绿茶不宜饮，但红茶可以适当喝

吃膏方进补时避免饮用浓茶，绿茶性偏凉，不宜同时饮用，而红茶性温，可以适量饮用，其他寒凉的食物也不宜在服用膏方期间进食，尤其是平素就有肾阳亏虚、怕冷症状的人或妇女产后气血亏虚者更不宜摄入寒凉的饮食。

3. 膏方滋腻，要防消化不良

膏方是用胶类收膏而成的，一般都比较滋腻，加上诸多滋补药品，多吃易致消化不良，尤其是消化功能差的人群，更要注意在吃膏方期间不宜暴饮暴食，不宜吃过于油腻的食物及太过辛辣刺激的食物，也不宜吃易产气的食物，如豆制品、薯类等，增加胃肠道的消化负担，以免影响膏方的消化吸收，并避免可能引发的消化不良的症状。

4. 吃膏方时没必要加服补品

冬令是一年之中最佳的进补时期，有些人不仅在这个时候吃膏方，还会自己买些人参、冬虫夏草服用或者吃些芝麻、核桃等补品来进补。这些会不会和膏方相冲，或者重复进补呢？

一般而言，进补膏方的同时，没有必要再吃其他的补品。因为医生根据患者的病情及体质情况，综合考虑开出的膏方中也可能包含人参、冬虫夏草等补品，故不必画蛇添足；更关键的是每种补品都有适宜人群，多食后就怕不仅无益，反而出现不良反应。如果家中已经备有一些补品，开膏方时可以咨询医生，自己的体质是否适合吃、如何吃，不要自己随意添加，以免适得其反。

5. 早晚空腹顿服

为利于消化吸收，吃膏方一般和正餐隔开一段时间，以免加重胃肠消化负担，影响药物的吸收。一般早晚空腹各服 1 次，开水调服。可在早饭后半小时，晚饭后 1~2 小时服用，既利于消化吸收，也不增加饱腹感。

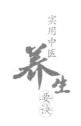

第八章

体质养生

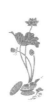

辨证论治是中医治病的精髓，同一种疾病可以分为几种不同的证型，分别有不同的治疗方法和药物。

其实，同一疾病之所以会产生不同的证型，与个人的体质有关。体质决定了机体对外界环境的不同病邪（风、寒、暑、湿、燥、火六淫之邪）的易感性，也决定了感受外邪之后的转归，因此，就出现了不同的人患同一种病而表现为不同症状的现象。中医针对这一现象，根据辨证论治的原则，一人一方，进行个体化治疗。实践证明，这一方法不仅有效，而且取得了非常好的效果，达到治病求本或标本兼治的目的。

那么，养生是否也有同样的情况呢？

事实证明，确实如此。养生的方法除了因时制宜、因地制宜外，也是因人而异的。这就是我们本章所要讲的体质养生。

一、中医的九种体质

近些年来，体质学说得到了大家的认可，在中医治未病、养生防病方面，起到了重要的作用。

体质学说将人群的体质分为九大类型，即平和质、气虚质、阳虚质、阴虚质、痰湿质、湿热质、血瘀质、气郁质、特禀质。针对不同体质的偏颇，在养生防病方面可以采取不同的方法，这样更有针对性，能取得更好的效果，有些小毛小病也可以轻松化解。

人体是一个复杂的整体，生命活动有着千变万化的规律，任凭现在科学技术如何先进、如何发达，却仍无法将生命活动的所有规律都搞清楚，甚至也只能管中窥豹。在已知的数千种疾病中，可以说没有多少病是能够彻底治愈的。诸如感冒之类的疾病，即便不治疗，有时也是可以完全自愈的；即便用了药，也并不完全是依靠药物治愈，自身免疫力和身体的自我修复机制所起的作用也不可低估。外科手术虽然是种直截了当的治疗手段，但也只是去除局部的病变组织，却不能阻止其再次发生，也就是说消除不了病变产生的原因。比如肿瘤，切除并不能阻止其复发甚至转移，很多恶性肿瘤经手术治疗后，其生存率仍然不高。

现代医疗手段确实能够控制或延缓疾病的进程，但不能从本质上去除发病的原因，甚至对很多疾病真正的病因都至今未明。比如高血压，有原发性高血压和继发性高血压之分。继发性高血压最常见的是肾性高血压，由肾脏肿瘤、肾动脉瘤、肾动脉炎等肾脏疾病引发。如果能根除相应的病变，血压就能恢复正常。因此，继发性高血压被认为是可以治愈的高血压。而事实上，临床上更常见的是原发性高血压，就是我们通常所说的高血压病，尽管已知其与遗传、动脉粥样硬化等因素有关，但真正的病因尚未明确，是一种目前为止还不能治愈的疾病，需要长期甚至终身药物维持治疗。像这样的疾病很多很多，我们习惯上将这种情况称为"治标不治本"。但不可否认，从某种角度来讲，能治标已经是很大的进步了。尤其是在急救方面，对症处理挽回了很多生命。

而中医对疾病的认识体系完全不同于现代医学，中医通过辨证分型的方法将疾病的病因病机都分析得清清楚楚，更是针对每个人的具体情况采取相应的治疗措施。中医有"上工治未病之病，中工治欲病之病，下工治已病之病"之说。也就是说，一旦生了病，所有的治疗方法都是下下之策，都只是为了改善症状、促进康复而已。所谓"是药三分毒"，这种以毒攻毒的方法并非最佳之策。只有治未病才是上策。

未病先防，如何防？方法并不是千篇一律，每个人的体质不同，养生防病的方式也不同。

世界卫生组织的一项调查显示，只有5%的人群达到了健康的标准，其他都处于疾病状态或亚健康状态。这类亚健康人群虽未患病，但却已出现头痛脑热等"小毛小病"的症状，相当于中医所说的"欲病之病"。而体质有偏颇者，其实就是亚健康状态，甚至是疾病状态。

中医将人体出现的各种各样的不适症状进行整理、分类，归纳为八种体质，再加上健康人群的平和体质，并称为九种体质。这就是中医九种体质的由来。

二、体质的自我测试

体质学说可谓是中医养生防病的一大"利器"，那么，怎样正确区分体质呢？这是非常重要的一个问题。

中医在辨证的时候，同一位患者，不同的中医师可能会辨为不同的证型，于是治疗的效果就不一样了。有些效果非常好，有些效果就差一些，有些可能根本就没有效果。可见，如何正确地辨证分型是非常重要的，而这里面经验起着至关重要的作用。对于我们普通大众来说，毫无这方面的经验可言，那么该如何来分辨自身的体质呢？

目前，中医界对体质的划分有一套基本已达成共识的体系。中医专家们根据自己的经验，对不同人群的资料进行整理分类，反复实践，最终归纳为九种体质，并将辨证体质的方法——量化，方便非专业人士掌握和运用。

看到这里，你是不是已经跃跃欲试，想要测一下自己的体质呢？那么，你只需要回答下面的66个问题，给自己做个"中医体检"，体检的结果就是你的"体质报告"了。需要指出的是，测试完毕后，有些人可能是平和质，而有些人可能是某种偏颇的体质，有些人则可能会同时兼有多种体质。这就好比有些人是健康的，有些人患有某一种疾病，而有些人可能同时罹患多种疾病，道理是一样的。其中"倾向"和"是"的差别，就好比疾病的轻重程度一样，或者亚健康与疾病的差别。当然，并不是说"是"的结果就是患病，"否"的结果也不保证没病。这只是对体质的辨别，不是针对疾病的辨别，二者不能等同，不要混淆。

根据近一年的体验和感觉回答以下问题，答案"没有（根本不）"得1分，"很少（有一点）"得2分，"有时（有些）"得3分，"经常（相当）"得4分，"总是（非常）"得5分。

1. 气虚体质辨识

（1）您容易疲乏吗？

（2）您容易气短（呼吸短促、接不上气）吗？

（3）您容易心慌吗？

（4）您容易头晕或站起时晕眩吗？

（5）您比别人容易感冒吗？

（6）您喜欢安静、懒得说话吗？

（7）您说话声音低弱无力吗？

（8）您活动量稍大就容易出虚汗吗？

判断结果：总分 ≥ 21 分者为气虚体质，总分 18~20 分者倾向气虚体质，总分 ≤ 17 分者非气虚体质。

2. 阳虚体质辨识

（1）您手脚发凉吗？

（2）您胃脘部、背部或腰膝部怕冷吗？

（3）您感到怕冷，衣服比别人穿得多吗？

（4）您比一般人耐受不了寒冷（冬天的寒冷，夏天的冷空调、电扇等）吗？

（5）您比别人容易患感冒吗？

（6）您吃（喝）凉的东西会感到不舒服或者怕吃（喝）凉东西吗？

（7）您受凉或吃（喝）凉的东西后，容易腹泻吗？

判断结果：总分 ≥ 19 分者为阳虚体质，总分 16~18 分者倾向阳虚体质，总分 ≤ 15 分者非阳虚体质。

3. 阴虚体质辨识

（1）您感到手脚心发热吗？

（2）您感觉身体、脸上发热吗？

（3）您皮肤或口唇干吗？

（4）您口唇的颜色比一般人红吗？

（5）您容易便秘或大便干燥吗？

（6）您面部两颧潮红或偏红吗？

（7）您感到眼睛干涩吗？

（8）您感到口干咽燥，总想喝水吗？

判断结果：总分 ≥ 21 分者为阴虚体质，总分 18~20 分者倾向阴虚体质，总分 ≤ 17 分者非阴虚体质。

4. 痰湿体质辨识

（1）您感到胸闷或腹部胀满吗？

（2）您感到身体沉重不轻松或不爽快吗？

（3）您腹部肥满松软吗？

（4）您有额部油脂分泌多的现象吗？

（5）您上眼睑比别人肿（上眼睑有轻微隆起的现象）吗？

（6）您嘴里有黏黏的感觉吗？

（7）您感到平时痰多，特别是咽喉部总有痰堵着吗？

（8）您有舌苔厚腻或舌苔厚厚的感觉吗？

判断结果：总分 ≥ 21 分者为痰湿体质，总分 18~20 分者倾向痰湿体质，总分 ≤ 17 分者非痰湿体质。

5. 湿热体质辨识

（1）您面部或鼻部有油腻或者油亮发光吗？

（2）您容易生痤疮或疮疖吗？

（3）您感到口苦或嘴里有异味吗？

（4）您大便有黏滞不爽、解不尽的感觉吗？

（5）您小便时尿道有发热感、尿色浓（深）吗？

（6）您带下色黄（白带颜色发黄）吗？（限女性回答）

（7）您的阴囊部位有潮湿吗？（限男性回答）

判断结果：总分≥ 16 分者为湿热体质，总分 14~15 分者倾向湿热体质，总分≤ 13 分者非湿热体质。

6. 血瘀体质辨识

（1）您的皮肤在不知不觉中会出现青紫瘀斑（皮下出血）吗？

（2）您两颧部有细微红丝吗？

（3）您身体上有哪里疼痛吗？

（4）您面色晦暗或容易出现褐斑吗？

（5）您容易有黑眼圈吗？

（6）您容易忘事（健忘）吗？

（7）您口唇颜色偏黯吗？

判断结果：总分≥ 19 分者为血瘀体质，总分 16~18 分者倾向血瘀体质，总分≤ 15 分者非血瘀体质。

7. 气郁体质辨识

（1）您感到闷闷不乐、情绪低沉吗？

（2）您容易精神紧张、焦虑不安吗？

（3）您多愁善感、感情脆弱吗？

（4）您容易感到害怕或受到惊吓吗？

（5）您胁肋部或乳房胀痛吗？

（6）您无缘无故叹气吗？

（7）您咽喉部有异物感，且吐之不出、咽之不下吗？

判断结果：总分≥ 19 分者为气郁体质，总分 16~18 分者倾向气郁体质，总分≤ 15 分者非气郁体质。

8. 特禀体质辨识

（1）您没有感冒时也会打喷嚏吗？

（2）您没有感冒时也会鼻塞、流鼻涕吗？

（3）您有因季节变化、温度变化或异味等原因而咳喘的现象吗？

（4）您容易过敏（对药物、食物、气味、花粉或在季节交替、气候变化时）吗？

（5）您的皮肤容易起荨麻疹（风团、风疹块、风疙瘩）吗？

（6）您的皮肤因过敏出现过紫癜（紫红色瘀点、瘀斑）吗？

（7）您的皮肤有一抓就红，并出现抓痕的现象吗？

判断结果：总分 ≥ 19 分者为特禀体质，总分 16~18 分者倾向特禀体质，总分 ≤ 15 分者非特禀体质。

9. 平和体质辨识

此种体质的计算方式分两种，前 2 题同上，后 6 题正好相反，即答案"没有（根本不）"得 5 分，"很少（有一点）"得 4 分，"有时（有些）"得 3 分，"经常（相当）"得 2 分，"总是（非常）"得 1 分。

（1）您精力充沛吗？

（2）您能适应外界自然和社会环境的变化吗？

（3）您容易疲乏吗？

（4）您说话声音低弱无力吗？

（5）您感到闷闷不乐、情绪低沉吗？

（6）您比一般人耐受不了寒冷（冬天的寒冷，夏天的冷空调、电扇等）吗？

（7）您容易失眠吗？

（8）您容易忘事（健忘）吗？

判断结果：总分 ≥ 28 分，且没有其他偏颇体质或倾向者为平和体质；总分 ≥ 28 分，且没有其他偏颇体质者（可有倾向者）基本属于平和体质；其他均非平和体质。

做完上面的测试，你对自己的体质是否有了一定的了解呢？

知道了自己的体质类型之后，你一定想知道你的体质应该怎么调理，如何养生吧。后面的内容将详细介绍不同体质的养生方法。但在此之前，还有几个需要注意的地方，得跟大家交代一下。

1. 每个人的体质并非是一成不变的。某段时期可能是气虚体质，但由于环境变化、饮食习惯的改变、服用中西药物或其他治疗疾病的手段等因素影响，一年半载后可能又转变成了阳虚体质或湿热体质等。

因此，建议每隔半年至一年的时间，重复做上面的测试，就像体检一样，复查一下。如果在此期间遇到明显的身体变化，也可以随时再自测自查一番。

2. 当一个人具备多种体质类型或体质倾向的时候，可能会出现相悖的养生方法。比如，阳虚体质兼阴虚体质者，阳虚体质的人群在饮食方面应多吃温热性质的食物，以温补阳气；而阴虚体质的人群往往容易阴虚火旺，所以不宜多吃温补性质的食物，应该多吃凉性养阴的食物。这就互相矛盾了，有些人就不知道该如何取舍。

遇到这样的情况，温性的食物和凉性的食物都可以吃，但要注意平衡，阴阳双补。如果阳虚体质的得分远远超过阴虚体质的得分，可以适当偏重于阳虚体质的养生方式；如果阴虚体质的得分超过了阳虚体质的得分，那么就适当偏重于阴虚体质的养生方式。总之，要看体质以哪种性质为主。

三、体质养生分解

（一）气虚体质养生

俗话说："人活一口气。"气是生命活动的根本所在。气不足，就无法推动生命活动的正常运行，全身都会出现相应的气虚表现。

【常见表现】

（1）没力气：总觉得浑身无力，手脚都使不上劲儿，稍微活动一下就容易累、出虚汗，稍微做点体力活就疲惫不堪、气喘吁吁。

（2）说话声音轻：讲话显得有气无力，声音低弱，或者懒洋洋地不愿意多说话，喜欢安静的环境。

（3）容易感冒：总是比周围的人更容易感冒，而且反复感冒，恢复起来也比别人慢，一副体弱多病的样子。

（4）容易出汗：经常性地出冷汗。同样的环境，比别人更容易出汗，或者动则汗出，中医称之为自汗，这是气虚卫表不固的表现。

（5）舌边有齿印：舌头边缘经常会出现牙齿印，又称齿痕舌。多因气虚或脾虚不能运化水湿，导致舌体胖大而形成的。

（6）容易得脏腑下垂病：气虚者脏腑容易下垂。其中，体型偏瘦者容易出现胃下垂，脱肛（直肠脱垂）则任何体型都可能出现，而老年女性容易发生子宫脱垂。

那么，出现了这些症状表现后该如何养生呢？主要从以下几个方面加以注意：

1. 生活处方

（1）注意休息，忌疲劳过度，尤其忌熬夜，不宜做重体力的工作。"多言伤气"，故平时可以少说话。

（2）季节交替、气候变化时，注意防寒保暖，以免感冒反复发生。

2. 饮食处方

（1）推荐食物：山药、豇豆、黄豆、红薯、土豆、豌豆、芋头、香菇、扁豆、莲子、白果、芡实、南瓜、包心菜、胡萝卜、土豆、蚕豆、莲藕（熟吃）、豆腐、小米、糯米、粳米，鸡肉（鸡蛋）、猪肚、牛肉、兔肉、羊肉、鹌鹑（蛋）、淡水鱼、黄鱼、比目鱼、刀鱼、泥鳅、黄鳝、大枣、葡萄干、菱角、龙眼肉、橙子等。

这类食物都有补气或补气血的作用。

（2）应该少吃的食物：荞麦、生萝卜、空心菜、柚子、槟榔、柑、苦瓜、辣椒等。

（3）药膳茶疗：人参、黄芪、党参、白术等。

这几味中药都有补气或益气健脾的作用，都可以泡茶喝或者煎汤代茶饮，或者做成药膳，如黄芪炖鸡汤、党参白术煲兔肉等。人参、党参还可以炖服，药材可以全部吃下去。

3. 运动处方

气虚者往往不爱运动、怕累，但是，坚持锻炼能够增强体质，改善气虚。运动可以循序渐进地进行，一开始的时候选择散步、慢跑、打太极拳、做八段锦、舞剑等运动强度较低的方式，等适应之后，气虚症状有所改善，就可以进一步选择有氧操、跑步、游泳、器械锻炼等运动强度稍大的方式。

4. 心理处方

气虚的人往往看上去懒洋洋的，提不起精神来。因此，要给自己制订规划，设立学习、工作、生活的目标，培养积极向上的兴趣爱好，而不是整天浑浑噩噩，得过且过。比如，经常听一些欢快或激昂的音乐，可以促进激素物质的分泌，调动起全身的细胞。退休的人应当注意多交朋友，尽量参与社会活动，不要把自己封闭起来。

5. 中医保健

呼吸吐纳：中医保健中有一种练气功的基本方法，强调的是呼吸吐纳，即用腹式呼吸的方法做深吸气、慢吐气。吸气是腹部鼓起，利用负压吸入更多的空气，从而打开肺脏，增加肺容量；然后慢慢呼出，随之腹部收缩，将胸腔内的空气最大限度地排出。这整个过程就是对肺功能的锻炼，长期坚持可以增强肺功能。中医认为，肺主气，司呼吸，肺功能增强了，气就更足了。

【一周食谱举例】

星期一

早餐：红枣糯米粥、生煎或小笼包。

午餐：黄芪山药煲鸡、香菇菜心、葱香芋头。

晚餐：蒜头泥鳅、韭菜炒蛋、荠菜豆腐羹。

餐间水果：葡萄、猕猴桃。

星期二

早餐：莲子红薯粥、香菜荷包蛋。

午餐：胡萝卜炖牛肉、西红柿西葫芦、上汤娃娃菜。

晚餐：姜丝黄鱼、土豆烧刀豆、菠菜蘑菇汤。

餐间水果：菱角、橙子。

星期三

早餐：皮蛋瘦肉粥、韭菜土豆饼。

午餐：栗子蟹味菇炖鸽子、鱼香茄子、酒香草头。

晚餐：洋葱鳝丝、肉末荷兰豆、白术干贝白菜汤。

餐间水果：龙眼、梨。

星期四

早餐：白果银耳糯米粥、鹌鹑蛋。

午餐：人参鸡腿菇猪肚汤、胡萝卜莴笋丝、茼蒿炒腊肠。

晚餐：腰果葱爆虾、香干豌豆苗、杏仁海带汤。

餐间水果：鲜枣、苹果。

星期五

早餐：芡实小米粥、烧卖。

午餐：南瓜炖兔肉（或萝卜炖羊肉）、油焖茭白、蒜蓉米苋。

晚餐：干煎秋刀鱼、西红柿豇豆炒蛋、鸡毛菜平菇汤。

餐间水果：石榴、枇杷。

星期六

早餐：香菇虾仁粥、糯米糖藕。

午餐：党参煲鹌鹑、甘蓝扁豆丝、秋葵荸荠炒菜花。

晚餐：酱汁海参杏鲍菇、清炒黑木耳百合芦笋、泡菜黄豆芽汤。

餐间水果：提子、柑橘。

星期日

早餐：山药枸杞粥、西红柿火腿面包片。

午餐：莲藕排骨汤、豌豆玉米胡萝卜、双菇西兰花。

晚餐：大枣黑豆鲫鱼汤、虾米包心菜、佛手炒蛋。

餐间水果：香蕉、金橘。

二、阳虚体质养生

阳气是温煦机体、维持人体正常温度的基础。

自然界的气温升高时，动植物的生长、繁殖就会加快，到处都是一派欣欣向荣的景象。但是，到了寒冷的冬季，不少动物就会冬眠，或者躲进窝里、洞里不愿意出来活动，很多植物也凋零甚至枯萎了。人与大自然是相对应的一个整体，人的身体也是如此。阳气不足，则阳虚生外寒，机体就好像一直处于寒冬状态，缺乏生机。

【常见表现】

（1）怕冷：怕冷是阳虚体质人群的特征性表现，常有背部发凉的感觉。阳虚体质的人群不仅冬天怕冷，手脚冰凉，其他季节也穿得比别人多，一吹冷风就觉得不舒服，喜欢穿得暖暖的，冬天抱着热水袋。

（2）不喜欢冷食、冷饮：吃冷的食物、喝冷的东西肚子就觉得不舒服，容易拉肚子，哪怕喝水也不喜欢喝凉的，连夏天都不喜欢吃冷饮。喜欢喝温热的水，吃热菜及暖的东西。

（3）腰膝怕冷：腰部和膝部一受凉就容易出现骨关节酸痛的症状，到了冬天，腰部、膝部就容易发凉，易得骨关节炎。

（4）脸色苍白：阳气虚者身体失于温煦，脸色变得苍白，没有血色，不易出汗，气息微弱，舌体淡胖，大便溏薄，小便清长。

（5）情绪低落：阳虚的人往往精神较差，性格沉静，情绪消沉、低落，感怀悲伤。

（6）其他：男性遗精，阳痿；女性月经量少，常有痛经。有些人还会出现心慌、心悸、耳鸣、脱发、浮肿等症状。

1. 生活处方

（1）防寒保暖：日常生活起居要注意保暖，尤其是季节更替、气温变化时，要根据温度增减衣物。春天不要过早脱去棉衣；腰部、膝部怕冷的，冬天可以用腰托、护膝等局部保暖。

（2）多晒太阳：阳光是万物阳气的根源之一，多晒太阳可以温煦机体，有助阳气生发。尤其是多晒背部，背部为督脉所行之处，主一身之阳气。

（3）热水泡脚：阳虚的人往往脚冷，或者手脚冰凉，每晚热水泡脚可以促进局部微血管循环，泡至身体微微出汗效果更好。冬天泡完脚后，盖上柔软透气的棉被，或脚部再放上一只热水袋，以保暖守护机体阳气。

2. 饮食处方

饮食方面应避免生冷，尽量食用温热食物。而在烹饪方面，很多辛温的香料有一定的温阳、散寒、行气作用，如肉桂、丁香、茴香等。

（1）推荐食物：高粱、糯米、刀豆、南瓜、韭菜、芥菜、生姜、黄豆芽、椒类、茼蒿、洋葱、香菜、胡萝卜、山药、芡实、荔枝、龙眼、榴梿、桃子、橘子、樱桃、杏、核桃、栗子、大枣、腰果、松子、花生、羊肉、牛肉、猪肚、鸡肉、猪肉、黄鳝、草鱼、鲫鱼、带鱼、虾、海参、鲍鱼、淡菜等。

这类食物都是偏温性或热性的，有温补助阳的作用。

（2）应该少吃的食物：田螺、螃蟹、绿茶、冷冻饮料、西瓜、海带、紫菜、黄瓜、苦瓜、冬瓜、竹笋、芹菜、绿豆、蚕豆等。

这类食物性偏寒凉，阳虚的人群不太适合食用。

（3）药膳茶疗：红茶、杜仲、菟丝子、怀牛膝、补骨脂、肉苁蓉、覆盆子、黄芪、枸杞子、人参、冬虫夏草等。

红茶性温，有暖胃的功效，阳虚人群平时可以喝点红茶。

杜仲性温，有补益肝肾，强筋壮骨等作用，可以做成药膳食用。而杜仲的叶子也可以制成杜仲茶饮用，市场上就有杜仲茶的成品。

3. 运动处方

阳气主要是指人体温煦、体格、运动方面的功能，阳虚即人体脏腑功能活力不足，温煦功能减退。"动则生阳"，所以，阳虚体质的人群需要加强运动，适当加强身体锻炼，如跳有氧操等。运动是改善阳气虚弱的有效方法，能增强精力。

秋、冬、春季可以在早晨太阳升起的时候进行室外锻炼，更有助于阳气的生发。年轻人群可以适当增加运动量和运动强度，而老年人群则应适度运动，选择适合自己的运动项目。运动不宜过量，避免大汗淋漓，反致阳气外泄。

4. 心理处方

阳气不足的人常常表现为情绪不佳，容易产生悲哀的情绪。所以，平时要注意调节自己的情感，避免忧伤、惊恐等不良情绪的影响。喜能生阳，应该多听欢快、愉悦的音乐，多看喜剧，多看使人心情愉悦、平和的书籍，不要看悲剧及听悲伤的音乐。

5. 中医保健

（1）艾灸：艾叶性温，属于纯阳之物。艾灸疗法能温经通络，祛除寒湿，补益人体阳气，最适合阳虚体质的人群保健防病。自己在家时可以经常用艾条或温灸盒灸命门、关元、中脘、足三里等穴位，能够温补脾肾，强壮身体。

（2）按摩手心、脚心：阳虚的人经常手脚冰凉，末梢循环较差，可以通过摩擦、揉搓手心、脚心来促进末梢循环，改善症状。特别是脚底，有很多养生的穴位，经常在泡脚后揉搓、按压，能起到较好的强身健体的作用。

【一周食谱举例】

星期一

早餐：红枣银耳羹、韭菜鸡蛋饼。

午餐：红焖羊肉山药、黄豆芽胡萝卜汤。

晚餐：双椒炒虾、蚝油草头、酸汤魔芋。

餐间水果：桃子、杨梅。

星期二

早餐：豆腐花、糯米鸡、蔬菜色拉。

午餐：咖喱牛肚粉丝、醋熘白菜、荠菜蛋汤。

晚餐：干煎带鱼、蘑菇菜心、罗宋汤。

餐间水果：石榴、荔枝。

星期三

早餐：百合燕麦粥、菜肉包子。

午餐：栗子烧鸡、干煸卷心菜、酸辣汤。

晚餐：糖醋鲢鱼、芦笋炒蛋、鸡毛菜白灵菇汤。

餐间水果：橘子、葡萄。

星期四

早餐：花生酱拌菜、玉米香菇虾仁馄饨。

午餐：土豆炖牛肉、冬笋炒塔菜、香菜豆腐羹。

晚餐：蚝油海参西兰花、爆炒培根大头菜、南瓜核桃浓汤。

餐间水果：龙眼、菠萝。

星期五

早餐：莲子红薯粥、芝麻杏仁饼。

午餐：桂圆枸杞鸽子汤、蒜泥茼蒿、红萝卜炒花菜。

晚餐：杜仲煲黄鳝、木耳葫芦炒肉片、豆苗草菇汤。

餐间水果：金橘、苹果。

星期六

早餐：高粱馒头、豆浆、酸豆角荷包蛋。

午餐：芋艿焖鹅、虾米荷兰豆、蔬菜浓汤。

晚餐：茄子鲳鱼、韭菜炒香干、萝卜玉米汤。

餐间水果：李子、桑葚。

星期日

早餐：莲藕籼米粥、香菜炒鹅蛋。

午餐：北虫草香菇炖鹌鹑、嫩炒南瓜、干贝娃娃菜。

晚餐：清蒸鲈鱼、酱爆刀豆豆干肉丁、上汤芥菜。

餐间水果：樱桃、杧果。

三、阴虚体质养生

阴与阳是相对的，在中医的概念中包括精、血、津、液等与水相关的物质。阴虚者体内精、血、津、液亏少，机体缺乏濡润。健康的机体应该是阴阳平衡，若阴虚则阳亢，易生内热，从而灼伤津液，津液耗伤则阴虚加重。

【常见表现】

（1）干燥：身体出现一派缺水的征象，如口鼻干燥、咽喉干燥、眼睛干涩、皮肤干燥、头发干枯、大便干结。自觉口渴，喜欢喝水，但即使是喝水仍不能改善口渴的问题。

（2）潮热：阴虚的人常有内热或者阳亢的表现，如自觉身热、手足心热、颜面潮红等，这些都是阴虚内热的表现。

（3）上火：阴虚体质者容易出现虚热或者说虚火上炎的症状，如口腔溃疡、口唇疱疹、口疮、鼻出血、便秘等症状。

（4）急躁：阴虚者往往虚火重，所以性情比较急躁，遇事就会烦躁不安，容易失眠，易得高血压病。

（5）其他：女性缺少水的滋养，对性需求就会下降，出现性欲减退、性冷淡；胞宫得不到濡养，可能导致不孕。男性则可能出现少精症、弱精症等问题。

1. 生活处方

（1）忌熬夜：夜间是阳气收敛、阴气养藏的时候，这时如果熬夜不睡觉，就会导致火旺伤阴，对本就阴虚的人群更加不利。此种体质的人，生活作息要有规律，尤其是睡眠要充足，因为睡眠是最好的养阴法之一。

（2）慢生活：阴虚火旺的人往往性子比较急躁，做事风风火火的，容易得心脑血管病，容易发生意外。平时要经常提醒自己，保持慢节奏、慢生活。工作压力大的时候要学会适当减压。老年人在早上起床、久蹲站起等变换体位、姿势的时候，一定要放慢动作，否则容易导致血压突然上升或突然缺血，引发心肌梗死、脑中风等意外事件。

2. 饮食处方

（1）推荐食物：银耳、西红柿、菠菜、花椰菜、苦瓜、百合、绿豆、荸荠、大白菜、小白菜、芝麻、糯米、蜂蜜、乌贼、龟、鳖、海参、鲍鱼、螃蟹、牛奶、牡蛎、蛤蜊、海蜇、鸭肉、猪肉、猪皮、兔肉、豆腐、甘蔗、黑木耳、桑葚等。

这类食物大多具有养阴生津、清热降火的作用，平时适当多吃点，可以改善阴虚内热的症状。

（2）应该少吃的食物：辣椒、韭菜、葱、蒜、虾、荔枝、桂圆、樱桃、杏、大枣、核桃、羊肉、狗肉等。

这类食物大多辛温燥热，吃多了容易上火，耗伤阴津，加重阴虚。

（3）药膳茶疗：沙参、麦冬、芦根、石斛（枫斗）、玉竹、枸杞子、西洋参、太子参等。

西洋参、石斛有养阴生津的作用，比较适合阴虚的人群经常服用。西洋参切片含服或煎汤、泡茶都可以，石斛需要煎汤代茶饮，但是感冒、舌苔厚腻时不宜服用。

沙参、麦冬、芦根、枸杞子等都可以泡茶喝，或者做成药膳服用。

需要注意的是，秋季气候干燥，以燥邪为患，对于阴虚体质的人群而言，类似火上加油，故应多喝水，多吃富含水分的蔬菜、水果，如生梨、百合、柚子等，多喝粥类、汤水类也是有益处的。

3. 运动处方

阴虚的人适合练静功，静则生阴，可以选择太极拳、八段锦、五禽戏、气功、瑜伽等运动方式。这些运动方式的动作柔缓娴静，锻炼的同时也能修身养性。

4. 心理处方

对于性情急躁的阴虚体质人群，在情绪的调节方面要特别戒急戒躁，遇事时应沉着冷静，三思而后行，保持平和的心态非常重要。平时可以多听听舒缓的音乐，有利于减轻压力，放松心情。

5. 中医保健

鼓漱咽津法：这是气功中的一种训练方法。静坐或静卧时，舌尖抵上颚，促进口腔内唾液腺的分泌，待口腔内唾液较为充沛时，鼓腮漱口，然后将唾液缓缓咽下。这个动作有促进唾液分泌的作用，生津利咽。唾液为津液的一部分，属阴，鼓漱咽津法可以通过机体自身功能的调节，达到养阴生津的目的。

四、痰湿体质养生

若人体脏腑功能出现问题，引起气血津液的运化失调，就会导致水湿停聚，甚至聚湿成痰形成痰湿内蕴的体质。当自然环境中雨水增多、空气湿度增加时，或长期居住在低矮潮湿的环境中，外界的"湿"邪侵犯机体，与体内蕴结的痰湿"内外勾结""狼狈为奸"，就会加重不适症状。特别是江南的梅雨季节时湿度很大，这种不适表现尤甚。

【常见表现】

（1）肥胖身重：痰湿体质的人群大多体型肥胖，腹部肥满松软，自觉身体困重。有些人会出现颜面、下肢的浮肿，一按一个坑，常有眼袋，眼胞浮肿。

（2）嗜睡：爱睡觉，特别容易犯困，整天昏昏沉沉，一沾枕头就能睡着，有些人还会打呼噜，鼾声如雷。

（3）痰多：感冒时易鼻塞、流鼻涕，咳嗽时痰较多，或平时经常感觉喉中有痰。

（4）舌苔厚腻：舌苔白腻或厚腻，常觉口中黏腻，嘴里发甜。

（5）其他：不喜欢喝水，大便黏腻，排便不畅。有些患者平时容易出现胸闷、腹胀、头痛如裹、眩晕、关节酸痛等不适症状。

1. 生活处方

（1）保持居住环境干燥：底楼、地下室、山洞、河边等潮湿的环境会加重痰湿，故应选择干燥的居住环境，室内保持适宜的湿度。雨季室内湿度过大时，可使用除湿器使室内保持干燥。避免涉水，淋雨，远离湿地、山洞。

（2）防寒保暖避免着凉：湿遇温则行，遇寒则凝，寒冷的天气或着凉后不利于水湿在体内的运化，容易伤及脾胃。因此，平时要尽量避免着凉，秋冬或季节更替时要注意防寒保暖。

（3）早睡早起莫贪睡：痰湿体质的人大多贪睡，而睡眠过多对身体健康并无好处。应养成早睡早起的习惯，尤其是早上早点起床，一天的精神会更加饱满。痰湿体质的人往往越睡越困，永远一副睡不醒的状态。成年人的睡眠时间最好不要超过 8~9 小时，如果晚上已达到了足够的睡眠时间，就没有必要再午睡了。

2. 饮食处方

（1）推荐食物：扁豆、蚕豆、赤豆、冬瓜、竹笋、橄榄菜、紫菜、大蒜、芥蓝、山药、薏苡仁、花生、海蜇、胖头鱼、鲫鱼、鲤鱼、鲈鱼、羊肉、萝卜、山药、洋葱、豆角、辣椒、咖喱、生姜等。

这类食物多有健脾化湿、辛温燥湿的作用，有助于痰湿的转化运行。

（2）应该少吃的食物：肥猪肉、油炸食品、西瓜、梨、大枣、李子、柿子、银耳、燕窝、龟、鳖、碳酸饮料、山楂、醋、梅子、枇杷、香蕉、桃子、板栗、芝麻等。

这类食物或肥腻高脂，易助湿生痰；或性寒败胃，损伤脾胃运化功能，脾虚则湿邪内生。

（3）茶疗药膳：藿香、佩兰、苍术、茯苓、玉米须、陈皮等。

藿香、佩兰、苍术都有芳香化湿的作用，可以泡茶饮用，也可当作香料烹制食物。

茯苓健脾化湿，可做成点心食用。

玉米须淡渗利湿，可煎汤代茶。

陈皮有健脾理气、燥湿化痰的作用，可以泡茶喝，也可以做成药膳食用。

3. 运动处方

痰湿体质的人群需要积极进行运动锻炼，使身体机能活跃起来，加快新陈代谢，这样才有助于水湿的运化。运动方式以有氧运动为主，如慢跑、健身操等，也可以适当进行一些竞技类的体育项目，如羽毛球、乒乓球等。

4. 心理处方

痰湿体质的人多为性情敦厚的老好人，性格稳重温和，善于忍耐，但同时也比较懒散。平时可以选择一些节奏感强的动感音乐、激昂的音乐，调动起全身机能的运动，多参加社会活动，做一个积极向上的人，给自己设定一个目标或理想，并为之努力。给自己一定的压力，适当的紧张感，可以激发人体机能的运作，水湿的运化也会随之加快，从而化去体内过多的痰湿之邪。

5. 中医保健

拔火罐：拔火罐是中医传统养生防病治病的方法之一，有通经活络、行气活血、祛风散寒等作用，能将体内寒湿之邪拔去，特别适合被寒湿入侵的机体，对于痰湿体质者也有较好的效果。平时有颈肩腰腿痛的人群，可以在颈部、肩部、膝关节周围拔罐，根据拔罐部位肌肉丰满程度的不同，选择大小合适的罐。比如膝关节周围，就要选择口径相对较小的罐，而背部就可以选择口径较大的罐。

现在市场上罐的种类有很多，比较常见的有玻璃罐、竹罐、抽气罐等。其中抽气罐操作最简单，可以自己给自己拔，但是没有温热的刺激效应。竹罐相对来说使用稍微复杂一点，需要放入水中（或药液中）煮沸后再拔，但也可以自己操作使用。玻璃罐的使用需要一定的操作技术，需点火加热内部后快速吸附在体表，有些部位就不能自己拔，一定要他人相助。玻璃罐是医院使用最广的，因为罐口光滑不会刺痛皮肤，质地透明便于观察拔罐部位皮肤的情况，常用的方式有走罐、闪罐、刺络拔罐、留针拔罐等。

五、湿热体质养生

湿邪可由外界环境因素，入侵体内；也可以由于自身脾虚，运化水湿功能下降而内生湿邪。湿邪久留不除，容易蕴而化热，成为湿热；或湿邪在热性体质的作用下，从阳化热，而为湿热；或外界环境中湿邪与热邪共同作用，形成湿热。

【常见表现】

（1）身体困重：肢体沉重，四肢无力，困倦，常常嗜睡。

（2）闷热：热不明显，被湿邪阻遏不能散发出来，感觉闷闷不得舒，即使出了汗还是觉得闷热。

（3）油脂分泌旺盛：常见油光满面，易长痤疮，易得脂溢性皮炎、脂溢性脱发等，还容易得湿疹、湿癣、汗疱疹、酒糟鼻、银屑病等皮肤病，以及痈、疖、疔疮等感染性皮肤病。

（4）口苦口臭：舌苔黄腻，自觉口苦，常有口气。虽然有口干的感觉，却不太想喝水。

（5）易得"黄病"和结石：大便臭秽、黏腻不爽，小便黄赤，易得黄疸、热淋等疾病，胆结石、肾结石、膀胱结石的发病率较高。

（6）其他：男性常有阴囊潮湿，女性带下增多。

1. 生活处方

（1）作息规律不熬夜：生活作息要有规律，不要熬夜，以免引起植物神经功能紊乱、内分泌失调，从而加重痤疮。

（2）夏天适当降温除湿：湿热体质的人最怕夏季这种暑湿为患的季节，那种又闷又热的感觉会明显加重，有些人甚至会出现疰夏。应提前做好防暑降温的措施，比如利用空调、电扇适当降温，利用除湿器、干燥剂给室内环境除湿等。

2. 饮食处方

宜吃清淡，或甘寒、苦寒的食物，烹饪不宜油腻、辛辣。饮食方面还要注意避免暴饮暴食，吃多了肥甘厚味会进一步加重湿热。另外，还要避免进补过度，银耳、燕窝、冬虫夏草等滋补过度也会加重湿热。

（1）推荐食物：莲藕、莲子、百合、芹菜、茭白、生菜、黄瓜、薏苡仁、茯苓、赤小豆、四季豆、蚕豆、绿豆、冬瓜、丝瓜、西葫芦、葫芦、苦瓜、菜瓜、西瓜、生梨、白菜、荠菜、竹笋、莴笋、空心菜、萝卜、西红柿、豆角、茄子、马蹄、荸荠、鸭肉、兔肉、鲫鱼、鲤鱼、田螺、海带、紫菜、苹果、葡萄等。

这类食物大多具有清热健脾化湿的作用。

（2）应该少吃的食物：动物内脏、狗肉、鹿肉、羊肉、银耳、燕窝、雪蛤、阿胶、蜂蜜、荔枝、桂圆，以及辛辣（辣椒、八角、葱蒜、韭菜等）烧烤油炸食物、肥腻食物（肥肉、动物内脏等）、甜食、甜饮料、酒等。

这些食物或辛温燥热易加重热象，或肥甘厚味易助湿生痰，都应少吃。

（3）茶疗药膳：绿茶、花茶、苦参、莲心、竹叶、金钱草、芦根等。

绿茶、莲心、竹叶、芦根有清热降火的作用，莲心可煮粥，竹叶可泡茶，芦根可煎汤代茶饮；花茶大多具有香味，可芳香化湿；苦参清热燥湿，湿热体质者如果患痤疮、皮炎、痛疖疔疮等，可煎汤外洗；金钱草清热利湿，可泡茶喝。

3. 运动处方

湿热体质的人，运动的重点应该在舒展筋骨方面，让蕴结在体内的湿热之邪得以舒发出去。如太极拳、五禽戏、八段锦、瑜伽等运动，可以增强身体的柔韧性。年轻人群也可以适当做一些大运动量、大强度的锻炼，但不宜进行过分激烈的运动。

另外，多接触大自然，多进行一些户外运动，呼吸新鲜空气的同时锻炼身体，既可以使身体机能得以舒发，还能使情绪得到抒发。

4. 心理处方

湿热酝酿出急脾气，湿热体质的人容易发怒，建议多听舒缓、流畅、悠扬的音乐，抒发情绪，平缓心态。避免过激的情绪，培养一定的兴趣爱好，陶冶情操。

5. 中医保健

刮痧：刮痧是中国传统的防治疾病的一种方法，曾经在国际上引起过争议。但是实践证明，这一方法具有调气行血、活血化瘀、舒筋通络等功效，应用也比较广泛，尤其适宜于疼痛性疾病，如颈肩痛、头痛等。

湿热体质者易得暑湿感冒而出现肢体困重、头痛如裹，这种情况下刮痧，可以促进体内湿热之邪通过肌表透散而出。出痧之后，困重的感觉消失，人也会变得比较精神。

刮痧最常选用的部位是背部膀胱经运行处，即脊柱两侧的肌肉丰隆部位，这条经络有很多穴位对应五脏六腑，如肺俞、脾俞、肾俞等。

刮痧的方法相对比较简单，但背部刮痧需要别人相助。民间有用勺子或者硬币代替刮痧板，用白酒代替刮痧油的，但是最好能购买专用的刮痧板和刮痧油。刮痧很关键的一点是掌握好力度，太轻了刮不出痧，太重了会损伤皮肤。

六、血瘀体质养生

人体的血液是不断流动的，当某些原因阻碍了血液的运行，血液运行不畅就会导致血瘀；还有一种情况是，某些原因使血液从血管中流出，凝结成块而导致血瘀。血瘀瘀滞日久，最终可能形成肿块，因此，它既是疾病过程中形成的病理产物，又是某些疾病的致病因素。

【常见表现】

（1）紫斑、瘀点：面色多晦黯，皮肤粗糙，常常挂着两个黑眼圈，皮肤色素沉着或有紫斑、黄褐斑、雀斑等，口唇黯淡，舌质青紫或有瘀点，较难褪散。有时身上会莫名其妙地出现淤青，不痛不痒。

（2）疼痛：疼痛症状多见，多为刺痛，疼痛部位相对固定，经常发作。常见的如偏头痛、肋间神经痛等。女性多有痛经症状，甚至会长妇科肿块，以及不孕症等。

（3）血管病：血行不畅，血液瘀阻在血管中，容易得血管疾病，特别是心脑血管病，如高脂血症、冠心病、心肌梗死、脑梗死及下肢动静脉血栓等。

（4）肿瘤：血瘀日久，容易形成癥瘕肿块，易得肿瘤。

1. 生活处方

（1）避免着凉：血液遇寒凝滞，更容易导致血瘀。因此，平时要注意防寒保暖，避免着凉。天气变化时，随时增减衣物。选择温暖、通风的环境，有利于气血流畅，避免血瘀。

（2）穿着宽松舒适：现代人尤其是很多爱美的女性，追求时尚、爱好打扮，常穿紧身衣裤来凸显身材。爱美之心无可厚非，但是经常穿紧身衣、紧身裤会影响机体气血的运行，阻碍血液的流通。因此，建议大家以健康为前提，尽量穿宽松舒适的衣服，紧身衣裤可以偶尔穿穿，而且时间不宜太长。另外，还有尖头皮鞋等，影响脚部血液运行的鞋子，也应尽量少穿。

2. 饮食处方

平时应多吃活血行气的食物，以促进血液运行，改善血液循环。不宜食用肥甘厚味、寒凉冰冻的食物，高脂肪、高胆固醇的食物也应少吃。

（1）推荐食物：粳米、小麦、糯米、小米、玉米、黑豆、黄豆、黑木耳、胡萝卜、白萝卜、香菜、油菜、茄子、丝瓜、洋葱、大蒜、韭菜、生姜、莲藕、竹笋、菇类、魔芋、螃蟹、海参、海蜇、海带、紫菜、茴香、桂皮、红糖、醋、黄酒、葡萄酒、糯米甜酒（酒类饮用量要少）、番木瓜、山楂、橙子、柚子、李子、金橘、杧果、桃仁等。

（2）应该少吃的食物：乌梅、苦瓜、柿子、石榴、花生、蛋黄、虾、猪头肉、猪脑、奶酪、生菜、凉菜等。

这些食物大多具有涩血的作用，吃多了会加重血瘀的倾向。

（3）茶疗药膳：玫瑰、红花、丹参、川芎、益母草、当归、三七等。

玫瑰、红花都具有活血化瘀、理气止痛的作用，平时可以经常泡茶喝。

丹参、三七都有活血的作用，既可以化瘀血，又可以生新血，可以煎汤代茶喝，三七也可以磨粉吞服，丹参可以煎汤泡脚。

川芎、当归、三七可以做成药膳服食。

益母草味苦，能耐受这种苦味的人可以泡茶喝。

3. 运动处方

运动可以促进血液循环，促进气血流通，所以血瘀体质的人应该多参加各种体育运动，尤其是有利于心脏功能的运动。因为心脏是泵血的器官，就像"动力器"一样，全身动脉血液的运行都仰赖心脏的泵血功能。有氧运动是对心肺功能最好的锻炼方式，如慢跑、有氧操、保健体操、舞蹈等。

4. 心理处方

血瘀体质的人往往情绪也比较压抑，总感觉郁闷。平时要注意调整自己的心态，保持乐观、豁达的心情，避免压抑过度和偏执心理。心情愉悦则气血流畅，有利于改善血瘀体质。苦闷、忧郁的情绪则会加重血瘀。

工作压力大的人群，要适时地选择一些解压的方法，如外出游玩、户外运动、唱歌、跳舞、听听轻音乐等，都可以舒缓不良情绪，缓解压力。

5. 中医保健

敲经络：利用经络、穴位养生，特别适合血瘀体质的人。对穴位、经络的刺激可以起到活血通络、行气化瘀的作用。平时可以经常按揉穴位，如曲池、合谷、血海、三阴交、太冲、膈俞、肝俞等。敲经络是更加简便易操作的保健方法，可选择胆经和膀胱经来敲打，能疏泄肝胆的瘀滞，通经络，活气血。

膀胱经的循行部位主要在背部脊柱两侧，脊正中线旁开 1.5 寸和 3 寸。敲膀胱经的时候选择背部脊柱两侧肌肉丰隆的部位即可，跟刮痧选取的部位类似。一般两侧同时进行，自上而下，反复敲打 15~20 分钟，力度以被敲打部位微感酸胀疼痛为宜。

胆经循行部位主要在身体两侧，敲打胆经主要选择腿部外侧正中部位，自上而下，反复敲打肌肉丰隆处，先敲打左侧，再敲打右侧，每侧敲打 10~15 分钟。

七、气郁体质养生

气郁体质的形成往往与性格、心理特征有关，两者可互为因果。这类人由于平时郁郁寡欢，自己不能化解，怨气越积越严重，导致身体的气机运行不畅。气机的正常运行是人体生理活动的基本保证，气郁会影响整个人体生理活动的正常进行，严重不利健康。

【常见表现】

（1）经常叹息：气郁体质的人往往郁闷，不开心，心中有气郁结而不得舒，所以经常不自觉地唉声叹气。

（2）梅核气：自觉咽喉部位有异物，想吐又吐不出，咽又咽不下去，现代医疗设备检查也查不出问题。这种情况就是中医学中比较常见的一种病，叫作梅核气，现代医学称之为神经官能症。这种表现尤以女性较为多见。

（3）胀痛：由于气郁不得舒，郁滞体内，不通则痛。气郁之痛多为胀痛，且疼痛部位有时并不固定，全身各处都有可能出现，最多见的是偏头痛、胸闷胀痛、肋间神经痛等，女性可见乳房胀痛（乳腺增生）、经期小腹疼痛（痛经）等。

（4）易得消化系统和甲状腺疾病：气郁的人往往情绪问题比较明显，精神情志受到影响容易得消化系统疾病，如胃炎、消化性溃疡、肠易激综合征等，常出现腹胀、胃口差、反酸、腹痛、腹泻等症状。另外，甲状腺分泌的甲状腺激素与人体的情绪变化密切相关，气郁的人往往甲状腺疾病的发病率也较高。

1. 生活处方

（1）居住环境宽敞明亮：狭窄昏暗的环境会使人的情绪更加压抑、郁结，所以居住环境应选择宽敞明亮的、通风效果较好的、阳光充足的、干燥温暖的，有利于人体气机的通畅，可以帮助郁结之气疏通、散发。

（2）养成良好的作息规律：气郁之人往往忧虑过度，睡眠质量差。因此，要养成良好的作息规律，到了应该睡觉的时间就要抛开一切烦恼，保证充足的睡眠时间，改善睡眠质量。

2. 饮食处方

应该多吃些具有理气解郁作用的食物，以利于气机常通，改善气郁的状况。气郁的人有时候容易郁而化火，所以可以适当吃一些清热养阴的食物，但不宜太过。

（1）推荐食物：大麦、荞麦、高粱、黄花菜、萝卜、丝瓜、佛手、洋葱、韭菜、西葫芦、乌塌菜、刀豆、蘑菇、豆豉、香菜、包心菜、苦瓜、海带、海藻、柑橘、橙子、柚子、龙眼、红枣、葡萄干等。

（2）应该少吃的食物：乌梅、泡菜、石榴、青梅、草莓、杨梅、阳桃、酸枣、李子、柠檬、冰淇淋、冰冻饮料等。

这些食物大多收敛酸涩，会阻滞气机运行。

（3）茶疗药膳：菊花、玫瑰花、茉莉花、山楂、白芍、陈皮等。

玫瑰花活血理气，茉莉花芳香解郁，菊花清肝祛火，都可以泡茶喝。

山楂消食健胃、行气散瘀，做成药膳或点心熟吃，效果更好。

白芍补血平肝、柔肝止痛，适合肝气郁结、胸胁胀痛者，可以煎汤代茶饮，或做成药膳食用。

陈皮理气健脾，可泡茶喝，也可以做成药膳。

3. 运动处方

运动可以促进机体气血的运行。锻炼身体多选择户外运动，既能运通气血，增强体质，又能呼吸新鲜空气，舒畅情志。传统的保健功、呼吸吐纳法、瑜伽等，都有利于郁结之气的开导。

4. 心理处方

悲观忧郁、思虑过多、苦闷压抑是导致气郁的重要原因。气郁体质的人往往性格也比较内向，不擅长与外界沟通，心里得不到疏解。建议平时多参加社会活动、集体娱乐活动等，经常看些喜剧和励志的文艺作品，多听轻快、明朗、活泼的音乐，不要看悲剧、听悲伤的音乐，经常唱歌、大声朗诵积极向上的诗词美文，有助于情绪的抒发。对社会、工作、家庭等问题，不要自寻烦恼、杞人忧天，要有宽容的心胸，知足常乐，开朗、乐观地对待烦恼和挫折，培养积极的兴趣爱好，开阔胸襟，性格豁达。要注意宣泄不良情绪，心中有何不快和烦恼多向家人或朋友倾诉，有时倾诉也是一种化解郁结之气的良好通道。

5. 中医保健

简易气功：气郁体质的人，也可以采用经络养生来舒经活络、行气解郁，而传统养生术中的气功，是行气的最佳方法。气功通过意念配合形体动作，可以达到行气、益气、强身健体的作用。但是，这种养生术需要长期坚持，才能达到一定的效果。

对于气郁体质的人群，可以将气功简化，并配合"六字诀气功"，一边行气吐纳，一边快速呼出并在呼气的时候发出"嘘""呵"

"呼""呬""吹""嘻"等音，将郁结的浊气排出体外，同时也能将郁闷的情绪发泄出来，在行气解郁的同时，心情也得以舒畅。

另外，气的运行主要依靠肝的调节，气郁常见的就是肝气郁结，而肝与胆互为表里，故敲胆经也有利于疏泄肝胆郁结之气。

八、特禀体质养生

特禀体质就是我们平时所说的过敏体质，这类人群通常因遗传等因素导致先天禀赋不足，对外界环境的适应能力较差，对某些特殊的物质不能耐受，从而产生各种过敏反应。

【常见表现】

（1）呼吸系统：易得过敏性鼻炎、支气管哮喘。轻者打喷嚏、鼻塞、流鼻涕、咽痒，重者咳嗽、气喘，甚至呼吸困难。

（2）皮肤组织：易得湿疹、荨麻疹、日光性皮炎、皮肤划痕症、过敏性紫癜等过敏性皮肤病。常见皮肤瘙痒、皮疹、红斑、瘀点等。

（3）消化系统：易得肠胃炎。表现为腹痛、腹泻，多因某些食物成分不耐受引起，如牛奶、海鲜等。

（4）黏膜组织：易得过敏性结膜炎、黏液性水肿等。表现为眼结膜充血，眼睛又红又痒；口唇黏膜、咽喉黏膜水肿，严重者堵塞呼吸道导致呼吸困难，发病急骤者可能窒息死亡。

（5）其他：过敏性紫癜性肾炎。过敏性紫癜性肾炎往往不易察觉，有时直到血尿症状出现才发觉肾损伤。

1. 生活处方

（1）避开过敏原：日常生活中的过敏原非常多，常见的有花粉、柳絮、尘螨、海鲜、冷空气等。特禀体质者平时要注意自己对哪些物质过敏，然后避免接触这些物质，也就不会出现过敏了。如果想要明确自己的过敏原，可以到医院做过敏原检测。

（2）保持居室清洁：有些人对尘螨、动物毛发、蟑螂粪便等物质过敏，就要做好居室的清洁工作，经常清洗、暴晒被褥、毛巾、衣物等，厨房、卫生间的角落也不能遗漏，空调、洗衣机等也要定期清洗。

（3）避免冷空气接触：不少特禀体质的人对冷空气过敏，如果突然降温，冷风一吹，过敏性鼻炎、哮喘、寒冷性荨麻疹就会发病。这类人群要特别注意保暖，冷天出门要戴上口罩，尽量减少皮肤的暴露。

2. 饮食处方

饮食方面首先要避免食用容易过敏的食物，如海鲜、鱼虾、牛奶、鸡蛋、花生、桃子、小麦、荞麦等。不同的人对不同的食物过敏，没有必要全部都列为禁忌。比如很多特禀体质的人对海鲜过敏，但也有一些特禀体质的人对海鲜并不过敏，那他就可以吃海鲜，没有必要因为海鲜是"发物"而不敢吃。

（1）推荐食物：根据个体的实际情况选择西红柿、胡萝卜、南瓜、山药、莲藕、大枣、薏苡仁等。只要不会引起过敏的食物，一般都可以吃。

（2）应该少吃的食物：生冷、辛辣、肥甘、油腻及各种"发物"，如酒、鱼、虾、蟹、辣椒、肥肉、浓茶、咖啡等，还有要少吃蚕豆、白扁豆、辣椒等。有些食物虽然本身不会导致过敏，但是会加重过敏的症状，比如过敏发生时，吃辛辣的食物就会导致过敏更加严重。还有些食物会诱发过敏，比如光敏性食物本身不会引起过敏，但食用后如果晒太阳就会导致光敏性皮炎，常见有灰菜、茴香、苋菜、雪菜、莴笋、荠菜、芹菜、菠菜、香菜、油菜、无花果、杧果、菠萝、柠檬、黄泥螺等。

（3）茶疗药膳：绿茶、黄芪、人参、灵芝、防风等。

绿茶可改善日光性皮炎造成的皮肤损伤。

黄芪、防风等中药具有改善过敏体质的作用。

推荐药膳：冬瓜固表粥（粳米、冬瓜皮、防风、乌梅、黄芪、当归）、葱白百合粥（葱白、粳米、百合、薄荷、金荞麦）、葱白红枣鸡肉粥（葱白、粳米、去核红枣、鸡肉）等。

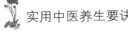

在选用药膳的时候，也要注意避免药物过敏。

3. 运动处方

对特禀体质的人来说，运动可以增强体质。运动类型没有特殊的限制，但是要避免运动过量，尤其是运动性哮喘患者更要限制运动量。

4. 心理处方

特禀体质的人往往心理比较敏感，情感脆弱，情绪焦虑。还有些人由于自身体质特殊的关系，对健康问题尤为担心，久而久之就更加焦虑、急躁。所以，要树立起乐观的心态，积极看待自己的身体状况。平时听听舒缓、悠扬的音乐，平缓心态，避免焦虑。

避免情绪紧张。有些过敏并没有明确地接触过敏原，而是因为情绪过度紧张所引起。这类人群就需要一定的心理疏导，切忌紧张焦虑，也不宜从事压力过大的工作。

5. 中医保健

中医药在改善特禀体质方面有一定的疗效，可以请有经验的中医师辨证施治，调理体质。患有过敏性鼻炎、支气管哮喘等特禀体质的人群，还可以通过冬病夏治、膏方调养等多种方式综合改善体质。

九、平和体质养生

平和体质可以说是相对健康的一种体质状态，平时没有明显不适的症状出现，也不大会生病。因此，在养生方面也是以"和"为贵，阴阳气血共调，达到一种平衡和谐的状态，保持健康的生活方式。

1. 生活方面

做到作息规律，保证充足的睡眠，劳逸结合，根据环境、气候的变化，采取相应的防病保健措施，做到天人相应。

2. 饮食方面

不挑食、不偏嗜某种或某些食物，饮食营养要全面、均衡，食物品种要丰富；三餐规律，忌暴饮暴食；忌重口味、重盐饮食，少吃肥甘厚味。

3. 运动养生

主要以有氧运动为主，锻炼心肺功能。有条件者，还可以选择一些力量训练和柔韧性训练。根据自己的年龄、身体状况、环境条件的因素，选择合适的运动方式，持之以恒，坚持锻炼，进一步增强体质，预防疾病。

4. 心理养生

平和体质的人一般心理都比较健康，平时的心态也比较好。遇到特殊事件时要避免过激情绪，压力增大时要适时减压。

详细的内容，请参阅前面起居养生、饮食养生、运动养生及情志养生的章节。